ಶ್ರೀ:

ಯೋಗ ಮಾಲಾ

ಶ್ರೀಗುರುಂ ಸಚ್ಚಿದಾನಂದ ವಾಸುದೇವಂ ಪ್ರಪಾದಯೇ ಸದಾ |
ಯೋಗೇಶ್ವರಂ ಶ್ರೀಧರಂ ಚ ಪ್ರಣಮೋಸ್ಮಿ ಮುಹುರ್ಮುಹುಃ ||
ವಂದೇ ಗುರೂಣಾಂ ಚರಣಾರವಿಂದೇ ದಂಡರ್ಶಿತಸ್ವಾತ್ಮಸುಖಾವಬೋಧೇ |

ಶ್ರೀ ಲಕ್ಷ್ಮೀಯಪೇ ಶಾಂಬವಿಯವಸೇ ಹಾಸಾ ಹಾಲಾಲು ಹೊಸತು
ಯೋಗಾಂಶಾಸನದೆಂಡು ಸವ್ಮ ಇಶ್ವನೆ ಕ್ರಾಸದ್ಯ
ಇರು ಅನಾದಿಕಾಂದಿಂದಲಾ ಆಸಾಧಾನವಾಡಿಂದ ಶ್ರೀಷ್ಕಾರ ದಸ್ಮ
ಚಿಮಿತ್ರಕಾರವಾದ ವಿಧ್ಯಾಸು ಕರ್ಮ. ಈ ಕರ್ಮವನ್ನು ಸವ್ಮ ಭಾರತೇ
ಯರು ಅಭ್ಯಾಸಿಸಿ ಶೇವಕ್ಕವನ್ನು ಕಳೆದ ಅನೇಕ ದೆಶೆಗಳು ಇಹಾಸ
ಸ್ಕಂದ ಶಿಕ್ಷಾಸುಕ್ರಶೇ. ಈ ಯೋಗವಿದ್ಯೆಯು ಎಲ್ಲ ಶಾಸ್ರಗಳಿಗು
ಮೂಲಭೂತವಾದದ್ದು ಮತ್ತು ಆದಿಕಾಂದಂಡೆ ಧರಣಸಂಯೋ
ಶಾಸ್ರಗಳಿಂದಲೇ ಸೊಕ್ರಾಸುಕ್ರಶೇ. ಈ ಸಾವ್ಮಳ್ಯು ಇಂದ್ರೆ ಸವ
ಜನಾಂಶ್ಕು, ಯೋಗವಿಧ್ಯೆಯ ಬಿಸಾಸ್ಯೋ ಹೇಳ್ಬಾದ ಅನೇಕ ಸುಧಾ
ಯರು ಸವ್ಮ ಭಾರತವಾಸಿಯು ಇರುವ ಕ್ರೈಸಿಕಹೊಂದಿರುವ ಶಾರೆಯು
ದಸ್ನು ಕೇಳಿ ಸಂಹಾ ವೃದ್ಧಿ ಪಡುವ ದಾಸಾಹೆ. ಇಂಡೆ ಭಾರತದೇಶ
ವಾಸಿಮಾಣಸಕ್ಕಳಿಂಯಮ ಯೋಗಾಶಾಸನೆಯಸ್ನು ಮಾಡುವರು
ಅದಿಕಮಾದ್ದರು. ಈ ಭೋಗ ಸಾದಸವೇವಿಸಾಶ ಯೋಗ
ಡನ ವಿಲ್ಲ. ಅವೆಲಾ ಅವಸರ ಸವಣಸುಖವಾಣಿ ಪ್ರತಂಶಾರ
ಯೋಗವಸ್ಯೇ, ಚಿಣಾಶವಸ್ಯೇ; ಕೋಶವಸ್ಯೇ ಅಮುಭವಿಸಿ
ತ್ಶೇ. ಚೀಶೇಗಿಂದ ರೋಶೇಷ್ಪ ಬಂದಿಶೆ. ಚೇಶಾಶೆವ್ಮ ಅಮುಚಿ
ಹುಲಾ ಯೋಗಾಶ ವಿರಕೇಶಿಂದು ಹೇಳ್ವಡ ಮಕ. ಅರು ವಿ. ಅರು
ಕೋಶವಸ್ಸು ಕ್ರೊಂದಲಾ ಯೋಗವಿರಕೇಶಿಂದು ಹೇಳ್ಬಾದರೆ
ಹೇಳಾ, ಈಶ ಸಾವು ವಿಚಾರವಾಡಿ ಯೋಗವ ಸಾಲಕ್ಷಣಸ್ಪವ
ತಿಳಿಯಿಸಿದಕಾರು. ಯೋಗವೇಳು ಶಪ್ಪುವಸ್ನು ಸಾವು ಪ್ರಮಾಸಳ್ಳು
ಶಾಶ್ರಗಳಿಂಯಮು, ಎಸಣಸಾದಾಸಗಳಿಂಯಮು, ಶಾಸ್ರಗಳಿಂಯಮ
ಹೇಳ್ಳುಶೇಶೇ. ಹಾಶೆ ಹಿಯಮಾಡಿ ಯೋಗವ್ಯಮ ದಂಶೆ
ಸಿಶ್ಚಯ ವಾಡ ಬಾಸಸ್ಸುವೆಳ್ಳು ಸಾಮು ಕ್ರೊಂದಿರಂಶೆ ಹಾಸೆ
ವಿಲ್ಲ. ಈಶ ಸಾಷ್ಟಳ್ಳು ತಿಳಿದಿರುವುದು ಸನ ಸಾವಸ್ಯ್ಯಾಶಿಲ್ಲ
ಶೇವಲ ಸ್ವಾಸ್ಥೆ ಮುದ್ಧಿವಾರಳ್ಳಿಸೋ, ಸಾತ್ಯಾಕಳ್ಳಿಸೇ ಬ
ಯಮಶ್ರಾಡ ಆಸಣ ಪ್ರಾಣಾಮಸಳ್ಳು ಯೋಗವೆಂದ್ಮಮ
ಶರ್ಣಿಕಾ. ಮಾಸ್ರುಶಾಡಿ ಮಾಸಳ. ಕಾವಿಸಸ್ಪರ್ಮ ಅರಂಶಮ
ಶ್ವಮ ಹೆಂಬಶಾದಸವೆಲ ಕೆಳೆರುವ ಪ್ರಕೇ. ಆಶೆ ಶಾಸ್ರ
ಸಂಯಮಾಡಿ ಸೋಣಿ ಸಿಳಿಯಾವಾಡ ಅರ್ಥವ್ಮ ಶಿಳಿಯ ಮಾ

요가 말라

YOGA MALA : The Original Teachings of Ashtanga Yoga Master Sri K. Pattabhi Jois
by Sri K. Pattabhi Jois

Copyright ⓒ 1999, 2002 by Sri K. Pattabhi Jois
All rights reserved.

Korean translation copyright ⓒ 2011 by Chimmuk Books

This Korean edition was published by Chimmuk Books in 2011 by arrangement with North Point Press, a division of Farrar, Straus and Giroux, LLC, New York, through KCC(Korea Copyright Center Inc.), Seoul.

이 책은 (주)한국저작권센터(KCC)를 통한
저작권자와의 독점계약으로 '침묵의 향기'에서 출간되었습니다.
저작권법에 의해 한국 내에서 보호를 받는 저작물이므로
무단 전재와 복제를 금합니다.

요가 말라

아쉬탕가 요가의 대가 파타비 조이스의
독보적인 요가 지침서

스리 K. 파타비 조이스 지음 | **김소연** 옮김 | **이승은** 감수

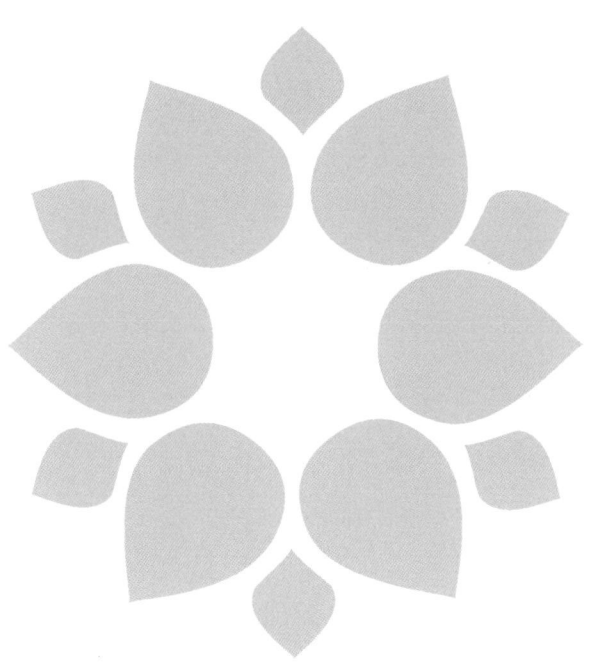

침묵의 향기

이 책 요가 말라를
미맘사 티르타 베단타 바기샤이시며
샹키야 요가 쉬카르마니이신
존경하는 구루
스리 티루말리 크리슈나마차리야의
발아래 바칩니다.

스리 슈링게리 자가드구루 마하삼스타남

샤라다 피탐

스리 슈링게리 무트의

성하(聖下)의 축복

    스리 파타비 조이스가 집필한 책《요가 말라》의 원고를 살펴보았다. 그는 요가의 철학과 수련법을 깊이 연구하여 그 결실을 향유했으며, 이제 요가의 지식과 혜택을 널리 알리고자 애쓰고 있다. 요가 철학과 수련법을 깊이 탐구하고 관련 지식을 폭넓게 습득하였기에 그는 요가의 방대하고 복잡한 내용을 빈틈없이 이해하고 있다.《요가 말라》는 이러한 노력의 결실이다

    요가는 욕망과 집착이 없는 사람들에게만 적합한 것이라는 선입견을 가진 사람들이 많다. 물론 금욕적인 수행자에게 알맞은 요가의 일면이 있는 것은 사실이지만, 그 외의 모든 부분은 누구에게나 공통적으로 해당된다. 다양한 자세와 호흡법, 여러 가지 제어법과 자기 통제는 신체 건강뿐만 아니라 정신 건강에도 유익하다.

    요가 수련을 위해서는 이러한 다양한 제어법과 자기 통제에 대해 잘 알아야 한다. 또한 현대 의학으로는 치유될 수 없는 질병들도 요가 자세와 호흡 제어를 통해 치유되기도 한다. 이 책에서는 각각의 질병에 적합

한 요가 자세에 대해서도 자세히 설명하고 있다.

  요가의 대가인 스리 파타비 조이스의 이 요가 지침서로 인해 수많은 사람이 혜택을 얻기 바란다.

  요가의 입문서인 이 책을 추천한다. 요가의 대가인 스리 파타비 조이스는 산스크리트 원전들을 바탕으로 아쉬탕가 요가의 철학과 수련법을 쉽게 설명했다. 요가는 인도가 인류에 기여한 가장 위대한 산물이다. 요가는 윤리이고 수련법이며, 영적인 삶으로 이끄는 길이다. 요가의 목표는 마음과 몸을 정화하는 것이며, 요가는 완전한 삶의 방식이다. 산스크리트 어가 예전만큼 널리 통용되지 않는 이 시대에는 산스크리트 문헌에 담긴 지혜를 오늘날의 언어로 설명해 줄 필요가 있다. 우리는 우리 문화의 값진 유산들을 결코 잃어서는 안 되며, 고대 문화의 원전을 접할 수 있는 사람이라면 다른 사람들의 유익을 위해 그 지식을 나누어야 할 것이다. 이 책의 출간이 반가운 까닭은 그런 노력의 일환으로 나왔기 때문이다. 앞으로도 스리 파타비 조이스가 우리 문화와 철학에 관한 책을 계속해서 집필해 주기를 바란다.

N. A. 니캄

마이소르 대학교 부총장

1962년 2월 9일

요가라는 학문과 그 치유 가치를 다루고 있는 이 책은 시의 적절하다. 요즘은 신문 기사들과 다양한 책들 덕분에 인도뿐 아니라 세계 곳곳에서 요가에 대한 관심이 커지고 있기 때문이다.

요가 철학에 대한 지식은 현재 산스크리트 어 문헌을 제외하면 약간의 영어 문헌을 통해서만 얻을 수 있는 형편이다. 칸나다 어로 된 문헌은 극히 드물다. 저자는 이러한 공백을 훌륭히 잘 메웠다. 스리 파타비 조이스는 요가에 대한 영적인 지식과 통찰력을 지니고 있을 뿐만 아니라 요가를 직접 수련하고 지도했다. 이런 직접적인 경험이 이 책을 더욱 빛나게 하고 있다. 그의 봉사와 공헌에 감사할 따름이다.

모든 독자가 이 책을 잘 활용해 주길 바란다. 두말할 필요도 없이 이 책은 아유르베다를 배우는 학생들에게도 필독서이며, 마음의 병을 다루는 현대 의사들에게도 분명 유용할 것이다.

M. 야무나차리야
전 마이소르 대학교 철학과 교수
1962년

목차

샤랏의 서문 ..16
서문 ..19
머리말 ..29

야마 ..38
니야마 ..50
프라나야마 ..57
수리야 나마스카라와 요가 아사나 ..77
1. 파당구쉬타아사나 ..97
2. 파다하스타아사나 ..101
3. 웃티타 트리코나아사나 ..101
4. 웃티타 파르쉬바코나아사나 ..104
5. 프라사리타 파도따나아사나
   A ..106
   B ..108
   C ..108
   D ..109
6. 파르쉬보따나아사나 ..111
7. 웃티타 하스타 파당구쉬타아사나 ..114
8. 아르다 밧다 파드모따나아사나 ..116
9. 웃카타아사나 ..119
10. 비라바드라아사나 ..121

11. 파스치마따나아사나   ..125
12. 푸르바타나아사나   ..128
13. 아르다 밧다 파드마 파스치마따나아사나   ..130
14. 트리앙무카에카파다 파스치마따나아사나   ..132
15. 자누 쉬르샤아사나
    A   ..135
    B   ..137
    C   ..138
16. 마리챠아사나
    A   ..141
    B   ..142
    C   ..145
    D   ..145
20. 나바아사나   ..146
21. 부자피다아사나   ..148
22. 쿠르마아사나   ..150
23. 가르바 핀다아사나   ..152
24. 쿡쿠타아사나   ..154
25. 밧다 코나아사나   ..155
26. 우파비쉬타 코나아사나   ..158
27. 숩타 코나아사나   ..161
28. 숩타 파당구쉬타아사나   ..163
29. 우바야 파당구쉬타아사나   ..166
30. 우르드바 무카 파스치마따나아사나   ..168
31. 세투 반다아사나   ..170
32. 사르방가아사나   ..173
33. 할라아사나   ..175
34. 카르나피다아사나   ..175
35. 우르드바 파드마아사나   ..177
36. 핀다아사나   ..179

37. 마츠야아사나   ..184
38. 우따나 파다아사나   ..185
39. 쉬르샤아사나   ..187
40. 밧다 파드마아사나   ..196
41. 파드마아사나   ..199
42. 우트 플루티히   ..202

감사의 말   ..208
감수자의 말   ..210

∴ 사진 목차 ∴

사마스티티 ..81
수리야 나마스카라 1 :
빈야사 1번 ..82
빈야사 2번 ..84
빈야사 3번, 7번 ..85
빈야사 4번 ..86
빈야사 5번 ..90
빈야사 6번 ..90
수리야 나마스카라 2 :
빈야사 1번, 17번 ..92
빈야사 7번 ..93
파당구쉬타아사나 ..98
파다하스타아사나 ..100
웃티타 트리코나아사나 ..103
웃티타 파르쉬바코나아사나 :
빈야사 2번 ..105
프라사리타 파도따나아사나 :
A와 B ..107
C와 D ..110
파르쉬보따나아사나 ..112
웃티타 하스타 파당구쉬타아사나 ..115
아르다 밧다 파드모따나아사나 ..117

비라바드라아사나 :
빈야사 7번　..122
빈야사 9번, 10번　..124
파스치마따나아사나 :
유형 1　..127
유형 2　..127
유형 3　..127
푸르바타나아사나　..129
아르다 밧다 파드마 파스치마따나아사나　..131
트리앙무카에카파다 파스치마따나아사나　..133
자누 쉬르샤아사나 :
A　..136
B　..136
C　..136
마리챠아사나 :
A　..143
B　..143
C　..144
D　..144
나바아사나　..147
부자피다아사나　..149
쿠르마아사나 :
빈야사 7번, 9번　..151
가르바 핀다아사나　..153
쿡쿠타아사나　..154
밧다 코나아사나 :
빈야사 7번, 8번　..157
우파비쉬타 코나아사나 :
빈야사 8번, 9번　..160
숩타 코나아사나　..162

숩타 파당구쉬타아사나 :
1부   . . 165
2부   . . 165
우바야 파당구쉬타아사나   . . 167
우르드바 무카 파스치마따나아사나   . . 169
세투 반다아사나   . . 171
사르방가아사나   . . 174
할라아사나   . . 176
카르나피다아사나   . . 176
우르드바 파드마아사나   . . 178
핀다아사나   . . 178
마츠야아사나   . . 185
우따나 파다아사나   . . 186
쉬르샤아사나   . . 189
밧다 파드마아사나   . . 197
요가 무드라   . . 198
파드마아사나   . . 201
우트 플루티히   . . 203

샤랏의 서문

　구루지(Guruji; 스승님이라는 뜻. 파타비 조이스를 가리킴—역주) 파타비 조이스는 요가 수련의 전설이다. 나는 구루지에게 20년 동안 요가를 배웠는데, 그분의 수련 경지가 얼마나 위대한지를 보며 계속 놀라곤 했다. 라마 모한 브라마차리를 통해 크리슈나마차리야에게 직접 전수된 가르침이 구루지에게 고스란히 전해졌으며, 구루지는 오랜 세월 크리슈나마차리야의 지도를 받으며 요가 문헌들을 연구했다. 그보다 더 중요한 사실은 그분이 요가의 철학적 의미를 깊이 이해하기 위해 요가의 모든 면을 직접 수련했다는 점이다. 요가를 완전히 경험한 사람만이 요기와 위대한 구루가 될 수 있다. 나의 할아버지인 구루지는 그런 분이었다.

　열두 살에 처음 마이소르에 왔을 때부터 구루지는 요가에 완전히 헌신하였고, 수행으로 일관된 단순한 삶을 살았다. 그분은 수련에 깊이 헌신하였으며, 매일 아침 일찍 일어나서 찬팅과 기도로 하루를 시작하였고, 더 어릴 때부터 매일 아침 아사나를 수련하였다. 무엇보다도 그분은 놀랄 만한 열정으로 제자들에게 지식을 전해 주었으며, 자신의 요가원에서 칠십 년 동안 줄곧 지칠 줄 모르고 제자들을 가르쳤다. "요가는 99%의 수련과 1%의 이론이다."라고 구루지는 항상 말하였다. 이 말씀은 요가를 기계적으로만 접근해서도 안 되고, 철학적인 이론에만 의지해서도 안 된다는 것을 의미하고 있다. 우리는 일상생활에서 요가를 실천하면서 요가의 여덟 단계에 대한 이해를 점차 넓혀 가야 하는 것이다. 요가에는 아사나만 있는 것이 아니며, 세상에서 자각하며 친절하게 행동하는 법과 우리 자신의 도덕률에 따라 살아가는 법 등 야마와 니야마를 지키는 것도 역시 여기에 포함된다. 이러한 계율들을 따름으로써 우리는 훌륭한 요기가 된다.

이와 같은 가르침을 전하기 위해 구루지가 지은 이 책 《요가 말라》에는 그분의 가르침을 뒷받침하는 권위 있는 요가 경전들이 많이 인용되어 있다. 파탄잘리의 《요가 수트라》, 《하타 요가 프라디피카》, 여러 요가 우파니샤드들, 그리고 오늘날에는 그분의 구루 크리슈나마차리야의 구술로만 전해진 진귀한 문헌인 《요가 코룬타》가 그런 경전들이다. 구루지는 그분의 가르침이 근거 없는 이론이 아니라 누구나 신뢰할 수 있는 내용임을 분명히 보여 주기 위해 권위 있는 문헌들을 하나하나 면밀히 조사한 뒤, 3년에 걸쳐 《요가 말라》를 집필하였다. 크리슈나마차리야의 가르침이 독특한 점은 빈야사 카르마, 즉 호흡과 움직임을 연결시키는 체계적인 방법인데, 《요가 말라》는 이 주제를 심층적으로 다루고 있다.

구루지는 전 세계의 수없이 많은 사람들에게 요가를 가르쳤고, 많은 사람들을 요가 교사의 길로 인도하였다. 이 책에서 설명하고 있는 방법은 그분이 마이소르의 요가원에서 가르쳤던 방법과 동일하며, 오늘날 우리가 따르고 있는 방법이기도 하다. 미래의 세대들이 똑같은 방식으로 계속 수련하며 전통적인 요가 지식을 보존해 나가는 것이 그분의 소망이었다.

   구루지는 오랜 세월 그처럼 헌신하면서 우리를 위해 요가의 튼튼한 토대를 마련하였다. 오늘날의 이 혼란스러운 시대에 요가가 희석되지 않고 그 순수한 형태를 보존한 채 전해질 수 있도록 그 토대를 발전시키는 것은 이제 우리의 몫이다. 구루지는 93년 동안 가르침에 헌신하였다. 우리는 그분에게 배우고 영감을 받아야 하며, 그것을 후대에 계속 전해야 한다.

R. 샤랏
마이소르에서
2009년 10월 12일

서문

　스리 크리슈나 파타비 조이스는 1915년 7월의 보름날에 남인도의 카르나타카 주(州) 하산 지방에 있는 코우쉬카라는 작은 마을에서 태어났다. 아직도 코우쉬카는 구루지가 13년 동안 살았던 어린 시절과 거의 달라지지 않은 모습으로 남아 있다. 지금도 그렇지만 그때에도 60여 가구가 열심히 일하며 살아가고 있던 코우쉬카 마을에는 세 채의 오래된 사원이 붙박이처럼 자리하고 있었다. 이 마을에 전기가 들어오기 시작한 것은 불과 10년 남짓밖에 되지 않았으며, 구루지가 어릴 때는 자전거만 있어도 부자 대접을 받았다.
　구루지의 아버지는 점성가이자 사제였고 지주였다. 어머니는 집안 살림을 꾸리면서 9남매를 돌보았는데, 구루지는 4남 5녀 중의 다섯째였다. 브라만 계급의 남자 아이라면 으레 그렇듯이 그는 다섯 살부터 아버지에게 산스크리트 어와 종교 의식을 배웠으며, 그 후에는 코우쉬카에서 4킬로미터쯤 떨어진 하산의 중학교를 다니며 공부하기 시작했다. 그의 가족 중에는 요가(yoga)를 배우거나 관심을 보인 사람이 아무도 없었다. 그 시절 인도에서는 요가를 사두나 산야시 같은 출가 수행자들에게나 적합한 신비로운 수련법으로 여기고 있었고, 세속에서 살아가는 가장에게는 알맞지 않다고 보았다. 요가를 하면 세속적인 흥미를 모두 잃고 가정을 버릴 수도 있다고 보았기 때문이다.

구루지는 《바가바드 기타》의 6장 44절을 즐겨 인용했는데, 여기에서 크리슈나는 전생에 요가를 수련한 사람이 현생에서도 요가에 이끌리게 되며, 그런 사람은 자신의 의지와 상관없이 자석에 이끌리듯 다가오게 된다고 말한다. 1927년, 힌두력으로는 10월에 해당하는 11월에 구루지가 친구의 권유에 따라 중학교의 50주년 기념 강당에서 열린 요가 강의 및 시연회에 참석하게 된 것은 아마 이런 이끌림이었을 것이다. 그는 요기(yogi; 요가 마스터 또는 요가 수행자)가 선보이는 신기한 요가 아사나(asana)들과 힘차고 우아하게 연결되는 동작들을 보며 깊이 매료되었다. 그때는 강의 내용을 알아들을 수 없었고 요가의 방법과 철학도 이해하지 못했지만, 요가가 좋아졌고 요가를 배우기로 결심했다. 다음 날 그는 아침 일찍 일어나 그 요기가 머물고 있는 집을 찾아갔다. 열두 살밖에 안 된 이 소년은 대담하게도 요기에게 요가를 가르쳐 달라고 요청했다. 그러자 그는 무뚝뚝하게 물었다. "넌 누구냐?" "이름이 뭐냐?" "아버지는 누구시냐?" "뭐 하시냐?" 소년은 공손하게 대답했고, 다음 날 다시 오라는 말을 들었다. 이렇게 해서 구루지는 위대한 요기 크리슈나마차리야에게 요가를 배우기 시작했고, 이 수련은 이후 25년 동안 이어졌다.

그 후 2년간 구루지는 날마다 크리슈나마차리야에게 요가를 배웠다.

그는 젊고 유연한 몸으로 모든 아사나를 금세 배웠다. 스승은 기뻐했고, 사람들에게 요가 시범을 보일 일이 있으면 그를 시켜 대신 시연하게 했다. 그는 가족들에게는 요가를 배우고 있다는 사실을 입 밖에 내지 않았으며, 아침마다 일찍 일어나서 요가를 배우고 학교에 갔다. 1930년, 그의 아버지는 성년기와 영적인 삶으로 넘어가기 위해 모든 브라만 소년이 치러야 하는 성년식인 '브라만 실 두르기 의식'을 그에게 치러 주었다.

그 뒤 얼마 지나지 않아 그는 왕립 산스크리트 대학교에서 공부하기 위해 아무에게도 알리지 않고 코우쉬카를 떠나 마이소르로 갔다. 그때 그의 호주머니에는 고작 2루피뿐이었다. 빈털터리였던 터라 음식은 얻어먹고 잠은 친구의 기숙사 방에서 해결하며 2년 가까이 생활하다가, 3년이 지나서야 아버지에게 편지를 써서 자신이 어디에 있는지를 알렸다. 그는 1930년부터 1956년까지 산스크리트 대학교를 다녔는데, 처음에는 베다를, 다음에는 산스크리트 어를 공부했으며, 마침내 아드바이타 베단타를 가르치는 교수가 되어 1973년까지 학생들을 가르쳤다. 그 후로는 대학을 떠나 그의 요가원에서 요가를 가르치는 데 온 힘을 쏟았다.

1931년, 구루지는 스승 크리슈나마차리야와 재회했고 마이소르의 마하라자(왕)도 만나게 되었다. 어느 날 그는 산스크리트 대학교에서 열린 요가 시연회에 참석했는데, 시연을 하는 요기가 누구인지는 모르고 있었다. 놀랍게도 시연자는 바로 그의 스승 크리슈나마차리야였다. 그는 너무 기뻐 스승의 발밑에 엎드려 절했다. 그때 그 시연회에는 마이소르의 마하라자가 보낸 궁정 대신도 참석해 있었다. 마하라자인 크리슈나 라젠드라 워데야르는 평소 요가와 영성에 관심이 많았는데, 당시에는 질병을 앓고 있었다. 크리슈나마차리야에 관한 이야기를 대신에게 전해 들은 마하라자는 사람을 보내 그의 방문을 청했다. 크리슈나마차리야는 방대한 지식과 치료 능력으로 아무도 치료하지 못한 마하라자의 병을 낫게 해 주었다. 그러자 마하라자는 크리슈나마차리야의 후원자가 되어 궁전 안에 크리슈나마차리야의 요가원을 지어 주었다. 크리슈나마차리야는 이후 20년간 마이소르에 머물렀다.

마하라자는 요가의 크나큰 후원자가 되어 크리슈나마차리야뿐 아니라 구루지와 요가원의 다른 제자들까지도 인도 전역에서 요가를 시연하고 경전을 공부하며 요가학파와 방법들을 연구하도록 지원했다. 훗날 구루지는 회고하기를, 오랫동안 인도를 돌아다니며 많은 요가 수행자를 만나 보았지만 진정한 요가 방법을 완전히 꿰뚫고 있었던 사람은 오직 크리슈나마차리야뿐이었다고 했다.

요가 시연을 즐겨 보았던 마하라자는 가끔 구루지와 그의 친구이자 동료 제자인 마하데브 바트를 궁전으로 부르곤 했다. 때로는 마하라자가 보낸 사람이 밤 10시에 그들의 방으로 찾아와서는 새벽 4시에 마하라자를 위해 시연을 하라는 명을 전하곤 했다. 그러면 구루지와 바트는 새벽 3시에 일어나서 냉수 목욕을 했으며, 마하라자가 보낸 자동차가 시간에 맞춰 그들을 데리러 왔다. 마하라자는 보고 싶은 아사나들을 그들에게 말하고 시연을 시켰는데, 특히 쿡쿠타아사나와 바카아사나 B를 좋아했다. 그들이 시연을 마치면 마하라자는 자신이 직접 몇몇 아사나를 했고, 그 뒤에는 그들을 차에 태워 집까지 데려다 주었다. 그럴 때마다 마하라자는 그들에게 35루피나 40루피, 아니면 50루피를 주었는데,

당시에는 꽤 큰 금액이었다. 돈을 주면서 마하라자는 "받아라. 구루에게는 말하지 말고."라고 했다. 어느 해 마하라자의 생일에 구루지와 바트는 수련할 때 입는 짧은 바지인 실크로 된 하누만 카차를 선물받았다. 지금까지도 구루지는 마하라자가 얼마나 친절한 사람이었는지 얘기하곤 한다.

구루지는 크리슈나마차리야가 가르치는 수업을 종종 도왔고, 그가 늦을 때에는 대신 가르치기도 했다. 이따금 요가원의 수업을 보러 오는 마하라자가 어느 날 이 광경을 목격했고, 일주일 뒤 구루지에게 산스크리트 대학교에서 요가를 가르쳐 보지 않겠느냐고 물었다. 구루지는 마이소르에 공부하기 위해 온 것이라고 대답했다. 그러자 마하라자는 봉급과 장학금, 숙식까지 제공하겠다고 제안했다. 그때까지만 해도 구루지는 음식을 얻어먹고 있었기 때문에 이러한 제안은 행운의 기회였다. 그는 먼저 크리슈나마차리야의 허락과 축복을 받아야 한다고 대답했다. 그리고 1937년 3월 1일부터 산스크리트 대학교에서 요가를 가르치기 시작했다. 남들을 가르칠 수 있는 자격을 얻었느냐는 누군가의 질문에 구루지는 그렇다고 대답했다. 이 자격을 위해 그는 매우 어려운 시험을 통과해야 했다. 크리슈나마차리야가 그에게 환자 한 명을 주고는 치료하라고 했던 것이다.

구루지는 아쉬탕가 요가(ashtanga yoga)를 다룬 고대 문헌인 《요가 코룬타(Yoga Korunta)》에 대해 자주 언급했는데, 이 책은 크리슈나마차리야가 그에게 가르친 요가 수업의 바탕이 되었다. 현자 바마나(Vamana)가 지었다고 전해지는 이 책은 크리슈나마차리야가 구전으로 배웠던 많은 문헌 중의 하나이며, 그는 스승인 라마 모한 브라마차리(Rama Mohan Brahmachari)와 7년 반 동안 함께 지내면서 그 내용을 배우고 전부 외웠다. 코룬타는 '그룹들'을 뜻하며, 그 이름처럼 아사나를 그룹별로 분류한 목록과 함께 빈야사(vinyasa), 드리쉬티(drishti), 반다(bandha), 무드라(mudra) 그리고 철학에 대한 독창적인 가르침을 담고 있다. 크리슈나마차리야는 스승의 곁을 떠나기 전인 1924년경 캘커타 대학교 도서관에 가면 이 문헌을 찾을 수 있을 것이라는 말을 들었다. 구루지는 그 문헌을 보지 못했고 현재는 남아 있기 어려울 것이라고 보지만, 그에 따르면, 크리슈나마차리야는 캘커타에서 1년 동안 머물며 그 책을 찾다가 마침내 발견했는데, 심하게 손상되고 많은 부분이 소실된 상태였다고 한다. 크리슈나마차리야는 보존된 부분을 베껴 적었으며, 우리가 지금 알고 있는 기본, 중급, 고급 아사나들이 그 속에 담겨 있었다. 1927년에 구루지가 크리슈나마차리야에게 처음 배우기 시작한 요가도 바로 이 《요가 코룬타》에 있던 방법이었다. 오늘날 《요가 코룬타》의 실존을 입증하기는 어려운 일이지만, 구루지가 가르치는 아쉬탕가 요가는 이 책에 바탕을 두고 있다는 것이 널리 인정되고 있다.

　1948년, 구루지는 크리슈나마차리야와 고대 경전을 통해 배운 요가의 치료적인 특성을 실험할 목적으로 마이소르의 락쉬미뿌람에 있던 자신의 집에 아쉬탕가 요가 연구소(Ashtanga Yoga Research Institute)를 세웠다. 당시 그 집에는 방 2개, 부엌 하나, 욕실 한 개밖에 없었으며, 1964년이 되어서야 뒤뜰에 요가 수련실을 지었고 이층에는 휴게실을 마련했다.

　이 무렵, 앙드레 반 리즈베스라는 벨기에 인이 구루지를 찾아왔다. 그는 산스크리트 어를 알았으며 두 달 동안 기본 아사나와 중급 아사나를 배웠다. 이후에 그가 쓴 많은 책 가운데 하나인 《프라나야마(Pranayama)》에는 구루지의 사진이 이름, 주소와 함께 실려 있었다. 구루지의 이름이 유럽에 서서히 알려지기 시작한 것은 반 리즈베스의 그 책을 통해서였고, 서양에서는 유럽인들이 먼저 구루지에게 요가를 배우기 위해 찾아오기 시작했다. 1973년에는 구루지의 아들 만주가 폰디체리의 스와미 기타난다 아쉬람에서 보인 요가 시연을 보고 미국인들이 처음으로 찾아왔다.

  1974년, 구루지는 남미에서 열린 요가 학회에 초대를 받아 처음으로 서양을 방문했다. 이 자리에서 그는 요가에 관해 산스크리트 어로 강연을 했고, 이 강연은 동시에 다른 언어들로 통역되었다. 1975년에는 아들 만주와 함께 캘리포니아를 방문했다. 당시만 해도 미국에서 아쉬탕가 요가 수련을 하는 사람은 이삼십 명밖에 되지 않았지만, 그는 아쉬탕가 요가가 "20년 내에 서서히 미국 전역으로 전파될 것"이라고 여러 차례 말했다. 지난 25년간 자주 미국을 방문한 결과로 그의 가르침은 결실을 맺었으며, 오늘날 미국에서 요가 인구가 늘고 인기가 많아진 데는 직접적으로든 간접적으로든 그가 끼친 영향이 적지 않다.

  구루지의 요가 지식에 대한 기록 가운데 일부는 그의 글과 사진의 형태로 전해진다. 이 책 《요가 말라》는 작지만 주요한 그의 저서로 시대를 초월한 아쉬탕가 요가 수련의 본질을 개괄하고 있다. 1958년부터 이 책의 집필을 시작한 구루지는 2~3년에 걸쳐 전체 원고를 손으로 직접 썼으며, 가족이 휴식을 취하는 오후 시간에 조금씩 원고를 완성해 나갔다.

그리고 이 책은 1962년에 제자인 쿠르그의 커피 농장주에 의해 인도에서 처음 출간되었다.

말라(mala)는 산스크리트 어로 화환을 뜻한다. 인도에서는 말라의 종류가 다양한데, 그 중 성스러운 구슬을 실에 꿰어 만든 자파말라(japamala)는 기도의 횟수를 세거나 만트라(mantra)를 반복할 때 집중을 유지하는 용도로 사용된다. 색채가 화려한 꽃들로 만든 화환으로 재스민과 여러 가지 향기를 풍기는 푸쉬파말라(pushpamala)는 가정이나 사원에서 신에게 경배드릴 때 바친다. 구루지는 이 책에서 또 다른 종류의 말라를 제시하는데, 이 말라는 오랜 전통을 지니고 있으며 기도처럼 신성하고 꽃처럼 아름답다. 그의 말라는 요가의 화환이며, 여기에 담긴 빈야사 하나하나는 성스러운 구슬처럼 셀 수 있고 집중될 수 있으며, 하나하나의 아사나는 호흡이라는 실로 엮인 향기로운 꽃들과 같다. 자파말라가 목을 장식하고 푸쉬파말라가 신들을 장식하듯이, 이 요가 말라는 우리가 성실히 수련할 때 평화와 건강, 광채로, 그리고 궁극적으로는 깨달음으로 우리 존재의 아름다움을 발현시킨다.

이 책의 영역자들은 원문의 문체와 내용에 최대한 충실하려고 애썼다. 구루지는 몇몇 세부 항목을 다시 썼으며 오류들을 고치고 내용을 추가했다. 한 예로, 처음 원문에는 없던 프라사리타 파도따나아사나 D와 자누 쉬르샤아사나 B와 C에 대한 설명이 추가되었다. 의미를 명확히 전달하기 위해 몇몇 부분을 다시 썼고, 이해를 돕기 위해 각주를 넣었다. 그러나 바뀌고 추가된 모든 내용은 구루지의 검토를 거쳤으며, 그는 몇몇 수정 사항에 대해 정보를 주고 다른 사항들에 대해서도 구술해 주었다.

구루지가 요가를 가르치는 데 일생을 헌신했던 것은 시대를 거스르는 행동이었다. 그가 처음 요가를 배우면서 가족에게 사실을 알리지 않은 것이나 말없이 마이소르로 떠난 것도 아마 이런 이유 때문일 것이다. 만일 그가 가족에게 사실대로 얘기했다면, 가족은 십중팔구 반대하면서 그 길을 포기하도록 설득했을 것이다. 하지만 그에게는 추호도 의심의 여지가 없었다. 그는 주저 없이 가르쳤으며, 명성이나 부를 바라고 그렇게 한 것이 아니었다. 비록 나중에는 그런 것들이 따라왔을지 모르지만 말이다. 파타비 조이스는 순수한 헌신을 보여 주는 아름다운 본보기이며, 그 헌신으로 고대 전통의 등불이 환히 타오르게 하였다.

에디 스턴
뉴욕에서
2010년 3월 10일

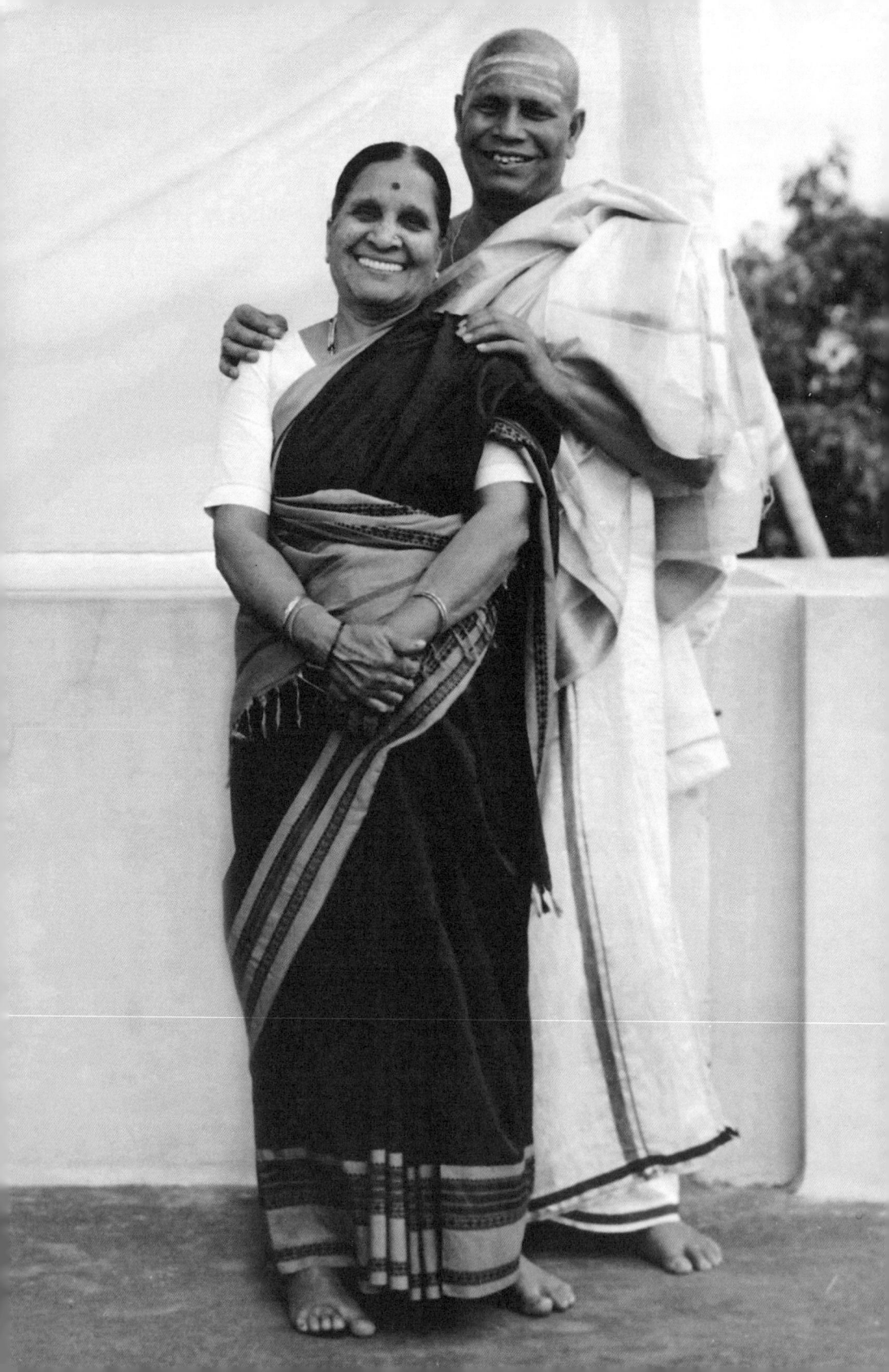

머리말

우리 인도 문화의 일부인 요가 수련이 우리나라뿐 아니라 서양에서도 널리 알려지고 있고 높이 평가받고 있으니, 이 얼마나 기쁜 일인가? 우리는 요가라는 과학이 헤아릴 수 없이 오랜 옛날부터 인도에 존재했다는 것을 많은 경전과 푸라나(purana; 신화와 전설 등을 담고 있는 힌두교 성전), 베다와 전설들을 통해 알고 있다. 세월이 흐르고 시대가 변하면서 오늘날 요가의 위상은 많이 낮아졌지만, 예로부터 지금까지 요가에 관한 지식은 남녀를 불문하고 모든 사람에게 언제나 매우 중요했다.

최근에는 어느 정도 상황이 바뀌었지만, 요가 과학을 바라보는 견해는 여전히 제각각이다. 예를 들어, 요가 수련은 신체 운동에 불과하며 그 밖의 목적으로는 권장할 만한 것이 못 된다고 말하는 사람들이 있다. 다른 이들은 요가가 산야신(sannyasin), 즉 독신으로 생활하는 출가 수행자에게만 적합하므로 가정을 이루고 살아가는 사람들은 멀리해야 한다고 말한다. 심지어 요가 수련 자체를 두려워하는 사람들도 있다. 그러나

이는 설탕의 달콤함을 맛보지도 않은 채 설탕의 단점만 찾으려는 사람들의 견해와 다를 바 없다. 그들이 한 번이라도 설탕을 맛본다면 그 달콤함을 분명히 알게 될 것이다. 이와 마찬가지로, 요가를 직접 수련하는 사람이라면 요가를 통해 더없는 행복을 얻게 될 것이다.

그러나 요가를 수련할 때도 우리는 의심과 오해에 빠지기 쉽다. 이런 의심과 오해는 우리의 마음과 감각 기관을 약하게 만들며, 그 결과 우리는 생과 사의 고뇌에 빠져서 물질적, 영적 풍요로움을 누리지도 못한 채 온갖 형태의 고통을 경험하게 된다. 우리는 《바가바드 기타》에서 주 크리슈나가 "타스맛 샤스트람 프라마남 테 카리야카리야 비야바스티타우〔그러므로 성스러운 가르침(경전)은 해야 할 것과 하지 말아야 할 것을 분별하는 기준이다.〕"라고 말씀하셨듯이, 경전의 권위를 받아들여야 한다. 요가 과학은 온 인류 사회에 필요하며 현세뿐 아니라 내세에도 행복을 가져다줄 것이다. 그러니 만일 이 요가 과학을 바르게 수련한다면, 우리는 신체적, 정신적, 영적 행복을 얻을 것이며, 우리의 마음은 참나를 향해 도도히 흘러갈 것이다. 나는 이런 원대한 소망을 품고서 이 책을 썼다.

감사드리며,

1997년 9월에 마이소르에서
K. 파타비 조이스

요가 말라

YOGA
MALA

스리 구룸 가나나탐 차
바님 산마투람 타타
요게쉬와람 스리 하림 차
프라낫오스미 무후르무후
〔성스러운 구루와 가네쉬,
사라스와티와 스칸다,
요가 수행자들의 신 쉬바,
그리고 슈리 하리께
거듭 절을 올립니다.〕
−전래 기도문 중에서

반데 구루남 차라나라빈데
산다르쉬타 스와트마수카바보데
니쉬레야세 장갈리카야마네
삼사라 할라할라 모하샨티야이

〔비할 바 없는 참나의 행복을
일깨우고 드러내시며,
존재라는 독(毒)이 만들어 낸 망상을
밀림의 치유자처럼 잠재우시는
구루의 연꽃 발에 경배합니다.〕
– 샹카라차리야의 요가 타라발리 중에서

요가(yoga) 수행은 인도인에게 새로운 것이 아니다. 요가는 의로움과 함께 하는 고귀한 무욕의 행위로서 태고부터 면면히 이어져 내려왔다.[1] 인도의 대서사시에는 인도인들이 요가 수행을 통해 신의 경지에 도달한 많은 이야기가 전해 내려오며, 인도의 경전들도 요가가 어떤 면에서 근본적이며, 어떻게 여타 학문의 토대가 되는지를 자세히 설명하고 있다. 따라서 오늘날 어머니 인도의 훌륭한 자손이라고 자처하는 이들 중 많은 사람이 요가 비디야(vidya; 지식)에 대해 들어보지도 못했다는 것은 참으로 안타까운 일이다. 옛날 인도에서는 어디에서나 요가를 수련하는 사람들이 있었다. 그러나 요즘 사람들은 요가가 아니라 쾌락을 추구할

---

1. 무욕의 행위를 나타내는 산스크리트 어인 니쉬카마 카르마(Nishkama karma: nish(없는), kama(욕망), karma(행위))는 행위의 결실이나 결과에 대한 바람이나 욕망이 없이 행하는 행위를 말한다. 요가가 추구하는 궁극적인 이상은 사적인 이익을 바라지 않고 행동하는 것이며, 모든 행위의 결실을 신에게 바치는 것이다. 결과를 기대하는 마음으로 행동하면 에고가 커지고 '나'와 '나의 것'이라는 생각에 얽매이게 되지만, 행위의 결실을 신에게 바치면 우리는 모든 일을 신의 의지에 내맡기며 살게 되고, 분리된 개인이라는 자아 개념에서 점차 해방될 것이다.

뿐이다. 세상에서 사람들은 자신의 카르마(karma)에 따라 모든 일을 경험한다. 저마다 자신의 카르마에 따라 요가를 경험하기도 하고, 쾌락이나 불편함, 또는 그 밖의 모든 것을 경험하는 것이다. 쾌락 뒤에는 반드시 불편함이나 질병이 따르게 마련이다. 어떤 이들은 운이 좋아야 즐거움을 누릴 수 있다고 한다. 물론 맞는 말이다. 하지만 그렇다면 불편함을 경험하기 위해서도 역시 운이 좋아야 한다고 말할 수 있지 않을까?

이제 요가의 본질이 무엇인지 알아보도록 하자. 요가는 우파니샤드, 수트라와 같은 경전뿐만 아니라 일상생활 속에서도 자주 접하는 말이다.[2] 하지만 요가의 의미를 정확히 아는 사람들은 많지 않은 듯하다. 우리는 단지 아사나(asana)와 프라나야마(pranayama)라는 형식의 요가만을 알고 있는데, 이는 일반인보다는 엄격히 금욕을 지키는 독신 수행자(브라마차리)나 출가 수행자(산야신)에게 유용한 요가이다.[3] 하지만 경전들을 잘 살펴보고 그 의미를 이해하며 숙고한다면, 우리는 요가의 본질을 이해하게 될 것이다.

그렇다면 요가란 무엇인가? '요가'라는 말에는 관계, 수단, 합일, 지식, 물질, 논리 등 다양한 뜻이 담겨 있다. 여기에서는 우선 요가의 의미를 우파야(upaya)라고 하자. 우파야란 우리가 따르는 길, 혹은 무엇인가

---

2. 우파니샤드(Upanishad)는 힌두교 경전인 베다의 일부로 종교의 기본 교리를 담고 있다. 이곳과 이 책 전반에서 말하는 수트라(sutra)는 8단계로 이루어진 아쉬탕가 요가(ashtanga yoga)의 가장 권위 있는 전거인 파탄잘리의 《요가 수트라(Yoga Sutras)》를 가리킨다.
3. 요가 자세를 뜻하는 아사나와 호흡법인 프라나야마는 아쉬탕가 요가의 8단계 가운데 두 가지다.

를 이룰 수 있는 방법을 뜻한다. 그렇다면 우리는 어떤 길을 따라야 할까? 우리는 무엇을 이루려 해야 할까? 혹은, 어떤 존재가 되려고 해야 할까? 마음은 가장 좋은 것을 추구해야 한다. 신하가 섬길 왕을 찾고, 제자는 최고의 스승을, 아내는 이상적인 남편을 찾듯이, 마음도 참나를 찾을 것이다.[4] 이것도 합일의 한 형태이다. 덕행과 선한 행실로 주인의 마음과 축복을 얻은 신하는 틀림없이 왕과 같은 신분을 얻고, 제자는 덕행과 지성으로 스승의 마음을 얻고 스승과 하나 되며, 덕행과 좋은 품성을 보이면서 남편에게 헌신하는 아내는 남편과 하나가 되듯이, 만일 마음이 참나 안에 자리 잡거나 참나에 이르면 마음은 참나와 별개로 존재하지 않을 것이다. 이처럼 마음을 참나 안에 자리 잡게 하는 방법이 바로 요가다. 요가 과학을 창시한 위대한 현자 파탄잘리(Patanjali)의 다음 경구는 이 점을 분명히 보여 준다. "요가스 치타 브리티 니로다하[요가는 마음의 움직임을 제어하는 것이다.]"[5]

우리 몸의 감각 기관이 하는 일은 각자의 감각 대상을 파악하는 것이

---

4. 여기서 말하는 '참나'는 저자가 원본에서 사용하는 단어인 '아트만(Atman)'을 번역한 용어이다. 베단타(Vedanta: 우파니샤드를 가리킴-역주)에 따르면 아트만은 인간의 영혼을 의미하며, 모든 영혼은 무한하고 모든 곳에 편재하는 지고의 영(靈)의 일부이다. 아트만은 '지고의 참나', '범아(梵我)', '내재하는 영(靈)' 혹은 단순히 '참나'와 같은 용어들로 번역되었으며, 우리의 본질인 순수 의식-진리-지복이라는 더 높고 영원한 본성을 가리킨다. 반면, '자아'라는 개념은 몸, 마음, 인성 등 개인의 개성을 이루는 필수적인 측면들을 나타내기 위해 사용되며, 그것들은 태어나고 쇠퇴하고 죽을 수밖에 없으므로 본성상 영원하지 않다.
5. 파탄잘리(Patanjali) 요가 수트라 1장 2절

다. 감각 기관들이 마음에 의해 조화를 이루고 마음이 감각 기관들 안에 자리 잡고 있을 때, 우리는 대상들을 알고 파악할 수 있다. 그런데 만일 마음이 감각 기관들과 단절되어 있다면, 우리는 대상들에 대해 알 수 없을 것이다. 따라서 마음은 모든 감각 기능의 근본이며, 마음이 바깥의 대상들을 향해 나가는 대신 참나를 향하도록 인도하는 수단이 바로 요가이다. 《카타 우파니샤드》에서도 말한다. "탐 요감 이티 마니얀테 스티람 인드리야 다라남(요가는 감각들을 꾸준히 고정시키는 것이다.)"[6] 이처럼 요가는 감각 기관들이 외부의 대상들을 향해 나가지 않도록 지키면서 내면의 참나 안에 자리 잡게 하는 방법이다. 그러므로 요가라는 단어는 자신의 참된 본성을 실현하는 방법을 의미한다.

   그런데 이렇게 요가의 의미를 이해하는 것만으로 요가의 진정한 본질을 깨달을 수 있을까? 요가에 관한 책을 공부하고 요가라는 단어의 뜻을 이해하고 이에 관해 토론한다고 해서 요가를 제대로 알 수는 없다. 요리법을 많이 안다고 해서 배고픔이 사라지는 것이 아니듯, 요가 수련의 원리를 이해한다고 해서 요가의 혜택을 충분히 얻을 수는 없다. 그러므로 요가 경전은 단지 우리에게 바른 길을 보여 주는 데 그칠 뿐, 경전을 이해하고 실제로 수련하는 것은 우리의 몫이다. 이러한 수련을 통해서 힘을 얻어야만 우리는 마음과 감각 기관을 제어하는 법을 알 수 있으며, 이를 통해 요가의 목적을 이룰 수 있다. 마음과 감각 기관을 제어할 수 있을 때만 우리는 자신의 참된 본성을 알 수 있기 때문이다. 피상적

---

6. 카타 우파니샤드(Katha Upanishads) 2권 3장 11절

인 지식을 얻거나 요가 수행자의 옷을 걸치는 것으로는 얻을 수 있는 것이 없다.

그러므로 수행자는 스승의 은총과 꾸준한 요가 수행을 통해, 세상을 떠나기 전에도, 본래 지고의 평화와 영원한 지복(至福, 더없는 행복)이며 우주의 창조와 유지, 파괴의 원인인 참나를 깨달을 수 있다. 그렇지 않은 수행자는 이 세상에서 혼란만을 보게 될 것이다.

그렇다면 어떻게 해야 참나를 볼 수 있도록 마음을 한 곳에 집중할 수 있을까? 아쉬탕가 요가가 가르치는 것은 바로 이것이다. 아쉬탕가라는 말은 여덟 개의 가지 또는 단계를 의미하며, 야마(yama), 니야마(niyama), 아사나(asana), 프라나야마(pranayama), 프라티야하라(pratyahara), 다라나(dharana), 디야나(dhyana), 사마디(samadhi)로 이루어져 있다.

야마

야마는 아쉬탕가 요가의 첫 번째 단계로서 아힘사, 사티야, 아스테야, 브라마차리야, 아파리그라하 등 다섯 부분으로 이루어져 있다.

아힘사

아힘사(ahimsa)란 언제든 어떤 이유로든 어떤 형태로든 말이나 생각이나 행동으로 동물을 비롯한 어느 누구에게도 해를 입히지 않는 것을 말한다. 다만 베다에서 허용하는 살생의 경우에는 아힘사를 위반한 것으로 보지 않는다. 서로에게 적대적인 동물들이라도 완전한 아힘사를 실천하는 수행자 곁에서는 적대감을 잊게 될 것이다.

"아힘사 프라티쉬타얌 탓 산니도우 바이라티야가하."
〔아힘사(비폭력)에 자리 잡을 때 그것(아힘사)의 현존 안에서 적대감이 사라진다.〕
— 파탄잘리 요가 수트라 2장 35절

사티야

사티야(satya)란 무엇인가? 사티야는 진실함이다. 우리는 생각과 말과 행동으로써 늘 진실을 말해야 한다. 진실은 다른 사람을 기분 좋게 해주어야 하며, 남들을 불쾌하게 만드는 진실은 입 밖에 내지 말아야 한다. 이런 방식으로 진실을 추구하면 모든 말은 진실할 것이며 모든 바람이 이루어질 것이다.

"사티야 프라티쉬타얌 크리야 팔라 슈라야트밤."
〔사티야(진실함)에 자리 잡을 때 행위는 반드시 결실을 맺는다.〕
— 파탄잘리 요가 수트라 2장 36절

아스테야

아스테야(asteya)는 다른 사람의 재산이나 소유물을 훔치지 않음을 뜻한다. 다시 말해, 다른 사람을 부러워하거나 시기하지 않고, 감언이설로 사람을 속이지 않으며, 진실함을 가장해 사익을 취하지 않는 것이다. 아스테야를 실천하는 요가 수행자 앞에는 온갖 보석들이 쌓이며, 그는 보석들의 거처가 될 것이다.

"아스테야 프라티쉬타얌 사르바라트나 우파스타남."
〔아스테야(훔치지 않음)에 자리 잡으면 온갖 부(富)를 얻는다.〕
- 파탄잘리 요가 수트라 2장 37절

브라마차리야

이제 브라마차리야(bramacharya)에 대해 얘기해 보자. 브라마차리야의 의미는 무엇인가? 단순히 생명의 액을 간직하는 것일까?[7] 아니면, 결혼하지 않은 수행 제자의 삶을 뜻하는 것일까? 단순히 생명의 액을 간직하는 것만으로는 브라마차리야를 성취할 수 없다. 진정한 브라마차리야란 지고의 브라만(Brahman)과 하나 되는 것이기 때문이다. 생명의 액을 유지하는 것이 곧 브라마차리야라면 누구도 브라마차리야를 성취할 수 없을 것이다. 요즘에는 브라마차리야 단계를 쉽게 수련하지 못하도록 가로막는 장애물이 많다. 경전(슈루티)과 관습법(스므리티)에서도 여덟 가지 장애물에 대해 말하고 있다.[8]

---

7. 여기서 생명의 액은 정액(精液)을 말한다.
8. 슈루티(Shruti) 또는 베다(Veda)는 지고의 존재가 고대의 현자들(리쉬)에게 계시한 성스러운 가르침이다. 반면 스므리티(Smriti)는 인간들에 의해 만들어지고 전승되는 전통 법규나 관례를 뜻한다.

"스마라남 키르타남 켈리히
프렉샤남 무히야바샤남
상칼파하 아디야바사야스차
크리야 니슈파띠레바 차
에탐 마이투남 아쉬탕감 프라바단티 마니쉬나하."
〔기억하고, 찬사를 보내고, 성적인 놀이를 하고, 바라보고, 홀린 상태로 대화하고, 계획하고, 결심하고, 짝을 지으려 애쓰는 것, 이것들이 현자가 말하는 성애(性愛)의 여덟 가지 활동이다.〕

  요즘 같은 시대에는 브라마차리야를 유지하기가 어렵다. 극장, 유흥시설, 유흥업소처럼 마음을 어지럽히는 것들이 아주 많기 때문이다. 그러므로 브라마차리야를 유지하는 것은 매우 힘든 일이다.
  여기서 한 가지 의문이 생긴다. 우리가 브라마차리야를 유지할 수 없다면, 이는 곧 요가가 우리에게 불가능함을 뜻하는 것은 아닐까? 그렇지 않다. 사람은 누구나 일정 수준의 브라마차리야에 도달할 수 있다. 그러나 브라마차리야를 성취하고자 한다면 최대한 지켜야 할 사항들이 있다. 저속한 사람들과 어울리지 않고, 번잡한 유흥 장소에 가지 않으며, 마음을 어지럽히는 저속한 책을 읽지 않아야 한다. 극장이나 유흥업소에도 가지 않아야 하며, 모르는 이성과 은밀하게 사귀지도 말아야 한다. 이런 점들을 지킨다면 부분적으로나마 브라마차리야를 유지할 수 있을 것이다. 우리는 브라마차리야를 통해 수명을 연장하고, 죽음을 정복하며, 무엇보다도 참나를 깨닫는 것과 같은 불가능한 일들을 이룰 수 있다. 이것은 파탄잘리의 《요가 수트라》의 핵심이다. "브라마차리야 프라티쉬타얌 비리야 라바(브라마차리야에 자리 잡으면 생명 에너지를 얻게 된다.)" 그러므로 우리는 먼저 브라마차리야 단계를 달성하기 위해 노력해야 할 것이다.

파탄잘리의 《요가 수트라》에서 명시하듯, 생명력의 획득은 브라마차리야를 통해 얻는 결실이다. 만일 생명력의 획득이 브라마차리야를 통해 얻는 결실이라면, 생명의 액을 잃을 수밖에 없는 가장(家長)들은 브라마차리야를 달성할 수 없다는 말인가? 물론 그렇다. 가장들은 생명의 액 즉 정액을 잃음으로써 브라마차리야도 잃는다. 이러한 손실로 인해 가장들은 몸과 마음 그리고 감각 기관의 힘을 잃는다. 더불어 목샤(moksha; 영적 해방)에도 이르지 못하며, 영혼을 이해하고 참나를 깨닫는 능력도 얻을 수 없게 된다. 자신의 참나를 깨닫지 못한 인간은 삶과 죽음의 순환 속에 머무르게 되며, 그 결과 생기 없고 비루한 이 세상에서 계속 고통을 받게 될 것이다. 그러나 브라마차리야와 생명력의 획득이 의미하는 바를 제대로 이해하고 실천한다면, 우리는 궁극의 목적을 달성할 수 있을 것이다.

"타스맛 샤스트람 프라마남 테 카리야카리야 비야바스티타우
갸트바 샤스트라 비다녹탐 카르마 카르투미하르하시."
〔그러므로 성스러운 가르침(경전)은 해야 할 것과 하지 말아야 할 것을 분별하는 기준이다. 경전에서 말하는 바를 이해한 뒤에는 여기 이 세상에서 실천해야 한다.〕

— 바가바드 기타 16장 24절

이 성스러운 말씀대로 경전을 완벽하게 공부하고 그 뜻을 올바르게 이해한 뒤에는 실천하는 것이 중요하다. 경전은 우리의 진보를 위해 주어진 것이므로 결코 소홀히 다뤄서는 안 된다. 경전이 알려 주는 길을 따르는 대신 경전을 배척하고 짐승 같이 행동한다면, 우리 앞에는 오직 파멸만이 기다리고 있을 뿐이다. 그러므로 경전에서 보여 주는 올바른 길은 진정으로 중요하다.

인생의 단계 중 두 번째는 가주기(家主期)이다.[9] 정액의 손실만을 고려한다면 가장은 묵티(mukti; 영적 해방)에 이를 수 없다. 그러나 경전을 보면, 가장의 경우 정액의 손실 자체로 브라마차리야의 달성이 어려워지는 것은 아니며, 브라마차리야라는 말의 진정한 의미에서 볼 때 가장이라도 브라마차리야를 달성할 수 있다고 쓰여 있다. 경전에서는 이렇게 말한다.

"예 디바 라티야 사뮤지얀테 프라나메바 프라스칸단테
타트리루드라라우 라티야 사뮤지얀테 브라마차리얌 에바."
〔낮에 성적인 활동으로 에너지를 써 버리는 사람들은 진정으로 (에너지

---

9. 인도에서는 전통적으로 인간의 삶을 4단계(asrama)로 나눈다. 첫 번째는 브라마차린(brahmacarin) 즉 학생기(學生期)이며, 두 번째는 그리하스타(grhastha) 즉 가주기(家主期), 세 번째는 바나프라슈타(vanaprashtha) 즉 은둔기(隱遁期), 네 번째는 산야신(sannyasin) 즉 유랑기(流浪期)이다.

를) 고갈시키고 있다. 그러나 쉬바의 적(Kama; 욕망)이 약해질 때 기쁨을 얻는 자는 분명 브라마차리야를 행하고 있다.]

이 경전 말씀을 볼 때 우리는 낮에 아내와 성관계를 갖는 사람은 생명력을 잃게 되며 심지어 아주 짧은 순간이지만 죽음이 그를 지배할 수도 있다는 것을 알게 된다. 이에 대한 반론으로 오늘날의 젊은이들은 다른 의견을 내놓는다. "낮에 아내와 성관계를 맺으면 물론 생명력이 약해질 수 있습니다. 그런데 아내 말고 다른 여자와의 성관계는 어떻습니까? 거기엔 무슨 잘못이 있습니까?" 이런 말은 그저 비뚤어진 이성주의자들의 질문일 뿐이다. 아내 외의 다른 여자와의 성관계는 언제나 금지되어 왔으며, 앞에서도 말했듯이 정신적인 간음만으로도 브라마차리야에 해가 된다.

그 밖에 샤스트라카라들도 월경 주기에 맞추어 밤에만 성관계를 맺는다면 가장과 같은 사람들도 금욕을 지키는 독신 수행자(브라마차리)로 여겨질 수 있다고 말했다.[10] 그러나 성관계의 적절한 시기뿐만 아니라 낮과 밤의 문제도 고려해야 한다. 보통 우리는 낮은 해가 뜬 뒤 지기까지, 밤은 해가 진 뒤 다음 날 해가 뜰 때까지라고 생각한다. 그러나 요가 수행자에게 밤낮의 기준은 다르다. 우리가 숨 쉬는 콧구멍 중에서 오른쪽 콧구멍은 수리야 나디(surya nadi)이며 왼쪽은 찬드라 나디(chandra nadi)

---

10. 샤스트라카라(shastrakara)는 신성한 권위를 지닌 성스러운 경전이나 문헌, 즉 샤스트라(shastra)들의 저자들이다.

이다.11) 요가 수행자에게 낮과 밤은 이 두 나디에 의해 결정된다. 일출에서 일몰까지의 낮 동안은 두 콧구멍에 주의를 기울일 필요가 없지만, 밤에는 콧구멍의 변화를 주의 깊게 살피고 판단해야 한다. 만일 밤에 숨이 수리야 나디로 들고 난다면, 즉 공기가 오른쪽 콧구멍으로 들고 난다면, 그때는 낮으로 판단해야 하며 그 동안에는 성관계와 같은 행동을 하면 안 된다. 반면에 만일 밤중에 숨이 찬드라 나디, 즉 왼쪽 콧구멍으로만 들고 난다면 이때는 성적 행동을 할 수 있는 시기다. (그러나 낮에는 찬드라 나디가 활발해지더라도 이를 성적 행동이 가능한 때로 여겨서는 안 된다.) 요가 수행자이든 아니든 올바른 가장은 이런 식으로 낮과 밤

---

11. 나디(nadi)는 피리처럼 내부가 비어 있는 관 모양의 통로로 신경이 지나가는 통로이다. 나디에는 거친 나디(gross nadi), 미세 나디(subtle nadi), 초미세 나디(very subtle nadi) 등 3가지 유형이 있다. 다미니(dhamini)라 불리는 첫 번째 유형의 나디는 피와 수분과 공기를 실어 나른다. 흔히 나디(nadi)라고 불리는 두 번째 유형의 나디는 에너지를 프라나(prana)의 형태로 신경 체계에 실어 나른다. 세 번째 유형의 나디인 시라(sira)는 모든 나디 중 가장 작고 미세해 그 크기가 사람의 머리카락을 여섯 번으로 나누어 놓은 것과 같다. 시라는 심장에 위치한 정보의 중추로부터 몸 전체로 정보들을 빠르게 실어 나르며, 또한 감각 기관들의 기능을 원활히 하는 중요한 연결 고리이다. 시각, 청각, 미각, 후각, 촉각 등 오감(五感)을 자극하는 외부 세계로부터의 감각 자극은 몸 전체의 각 부분에 닿아 있는 시라 나디를 통해 내부 의식으로 전달된다. 미묘한 몸(subtle body) 안에 존재하는 72,000개의 나디 중에서 요가 수행자에게는 3개의 나디가 특히 중요한데, 이들은 수리야 나디(surya nadi), 찬드라 나디(chandra nadi), 수슘나 나디(sushumna nadi)이다. 수리야 나디는 동적이고 뜨거운 성질의 '태양' 에너지를 운반하고, 찬드라 나디는 정적이고 차가운 성질의 '달' 에너지를 실어 나른다. 영적 에너지는 수슘나 나디를 통해 운반되는데, 수슘나 나디는 요가 수련을 통해 수리야 나디와 찬드라 나디가 조화를 이루어야만 열리는 길이다.

을 구분할 수 있다.

낮과 밤의 문제와 더불어 월경 주기도 고려해야 한다. 경전에 따르면, 여성의 월경 주기의 나흘째부터 열여섯째 날까지가 성관계에 적합한 시기이다. 열여섯째 날이 넘어가면 더 이상은 성관계에 적절하지 않은데, 그 이후에 성관계를 하면 생명력을 잃게 되고 결실을 맺기가 어렵기 때문이다. 가주기 단계를 받아들일 때 우리는 신과 구루, 부모 앞에서 이를 지키겠다고 약속한다. 또한 다르마(dharma; 올바른 의무)와 아르타(artha; 부유함), 카마(kama; 욕망)에 관하여 아내와 항상 함께 할 것을 약속한다. 그러므로 합법적인 후손을 보는 것이 매우 중요하다. 초승달과 보름달이 뜨는 날이나 월경 주기의 열여섯째 날 이후, 태양이 매달 새로운 별자리 위치로 들어가는 통과일, 그리고 초승달과 보름달이 뜬 후 여덟째 날과 열넷째 날에 성관계를 맺는 것은 브라마차리야와 부합하지 않는다. 아내와의 합방은 훌륭한 자손을 얻기 위해 이루어져야 하며, 먼저 비투(vitu; 나흘째부터 열여섯째 날까지의 기간)와 칼라(kala; 시간)를 정하고 난 뒤에 행해야 한다. 그 외의 날에는 합방에 대해 생각지도 말아야 한다. 경전의 명령과 규칙을 따르는 가장은 독신 수행자로 여겨질 수 있다는 경전 전문가들의 말에 비추어 볼 때, 가정을 거느린 사람도 브라마차리야를 유지할 수 있다면 요가를 수련할 충분한 자격을 갖는다. 그러므로 생명력을 낭비하지 않아야 하지만, 생명력을 유지하는 것만이 브라마차리야를 의미하는 것은 아니다.

사실 진정한 브라마차리야란 마음이 이리저리 헤매도록 놔두지 않고 지고의 브라만 안에 자리 잡도록 하는 것이다. 비리야(veerya)는 생명력을 의미하며, 서른두 방울의 피가 변해서 만들어진 것이 바로 비리야 즉 다투(dhatu; 정액)이다.[12] 감각 기관의 힘뿐만 아니라 마음의 힘을 잘 유지하려면, 피가 변형해 생긴 결과물인 다투의 힘을 잘 유지해야 한다. 다투를 잃게 되면, 감각 기관의 힘뿐만 아니라 마음의 힘도 잃게 되며, 참나의 본성을 알아차릴 수도 없을 것이다. 그러므로 브라마차리야를 통해 생명력을 얻는다는 말은 마음이 참나의 본성을 알기 위해 내면의 참나로 향할 때 마음의 힘이 커진다는 말과도 같다. 반대로, 만일 마음이 외부의 대상들에 현혹되면 그 힘은 줄어들 것이다. "나얌 아트마 발라히네나 라비야하(약한 자는 참나를 얻을 수 없다.)"라는 경전의 말씀에서 우리는 육체의 힘보다 마음의 힘이 훨씬 대단하다는 것을 알 수 있다. 그러므로 마음이 흔들림 없이 안정되고 집중되기 위해서는 항상 참나에 대해 명상해야 한다. 다시 말해, 일하거나 잠자거나 밥을 먹거나 놀거나 심지어는 아내와 잠자리를 즐길 때에도—즉, 깨어 있음, 꿈, 깊은 잠이라는 세 가지 경험 상태와 모든 대상 가운데서도—우리는 언제나 지고의 참나에 대해 명상해야 하는 것이다. 마음이 이렇듯 참나에 대해 끊임없이 명상한다면 마음의 힘은 커질 것이며, 이렇게 커진 마음의

---

12. 우리가 먹는 음식은 32일에 걸쳐 한 방울의 피로 변화된다고 한다. 서른두 방울의 피가 정제된 뒤 다시 32일이 지나면 한 방울의 정액이 된다. 서른두 방울의 정액이 만들어진 뒤 다시 32일이 지나면, 불멸의 감로라 불리는 한 방울의 암리타 빈두(amrita bindu)가 만들어진다. 머리에 저장된 빈두는 몸과 마음에 힘과 빛을 준다. 몸 속에 저장된 빈두가 줄어들면 수명이 줄어든다. 그러나 브라마차리야와 비파리타 카라니(viparita karani; 45번 주석과 '요가 아사나' 부분 참고) 수행으로 빈두를 잘 보존하면 더욱 건강해지고 오래 살며, 정신이 더욱 맑아질 것이다.

힘이야말로 브라마차리야라고 말할 수 있다.

이런 경지의 브라마차리야에 도달하여 생명력을 얻게 되면, 그 결과로 참나를 깨달을 수 있는 능력을 갖게 된다. 더불어 피가 변형하여 생긴 결과물인 다투를 잃지 않을 것이며, 그로 인해 몸도 더욱 튼튼해질 것이다. 그러므로 생명력의 획득(비리야 라바하)에 대한 다음 구절은 올바르며, 브라마차리야는 대단히 중요하다.

"브라마차리야 프라티쉬타얌 비리야 라바하."
〔브라마차리야에 자리 잡게 되면 생명에너지를 얻게 된다.〕
- 파탄잘리 요가 수트라 2장 38절

아파리그라하

아파리그라하(aparigraha)는 무엇인가? 유한한 생명을 지닌 몸을 유지하려면 음식과 같은 것이 필수적이다. 결국 몸을 잘 유지해야만 올바른 길을 따라 신성에 이를 수 있지 않겠는가? 그러므로 우리가 먹는 음식은 순수해야 하며(sattvic), 오염되지 않아야 하고(nirmala), 올바르게 얻어야 하며, 남을 속이거나 괴롭히거나 다른 부당한 방법으로 얻어서는 안 된다. 몸을 유지하는 데 필요한 만큼만 음식을 먹고, 필요 이상의 물질이나 쾌락을 탐내지 않는 것이 바로 아파리그라하이다. 만일 요가 수행자가 아파리그라하를 꾸준히 실천한다면 그의 전생과 내생의 삶을 자세히 알게 될 것이다.

"아파리그라하 스타이리예 잔마 카탐타 삼보다하."
〔아파리그라하(무소유)에 자리 잡으면 탄생의 이유를 완전히 이해하게 된다.〕

- 파탄잘리 요가 수트라 2장 39절

지금까지 언급한 다섯 가지는 요가의 첫 번째 단계인 야마를 이루는 갈래들이며, 우리가 전생에 행한 행위들이 우리로 하여금 이것들을 실천하도록 인도한다. 그러므로 삼스카라(samskara) 또는 바사나(vasana)가 있어야만 마음이 요가 수련으로 향하게 되는 것이다.[13] 그러나 삼스카라가 있다 하더라도 요가 수행자는 스스로 노력하여 요가의 단계들을 수련해야 한다.

---

13. 전생에 요가를 수련했거나 요가 수련에 관심을 보인 사람이 현생에서 요가 수련에 이끌린다는 믿음이 있다. 다시 말해, 요가에 이르기 위해서는 요가에 대한 관심과 바람, 갈망이 의식 안에 이미 존재해야 한다는 것이다. 우리가 경험하는 모든 것은 우리의 의식에 인상을 남긴다. 그렇게 각인된 인상들은 과거와 같은 경험의 반복에 대해 좋아하거나 싫어하는 감정을 불러일으킨다. 그런 미묘한 인상을 삼스카라(samskara)라고 한다. 삼스카라에서 일어나는 좋아하거나 싫어하는 감정을 바사나(vasana)라고 하는데, 글자 그대로는 '향기'를 뜻한다. 우리의 인격은 무수히 많은 이런 '향기'들로 이루어져 있다. 요가의 양식과 길을 따라 더욱 진보하기 위한 하나의 방편으로 삼스카라를 더욱 심화시키고자 하는 수행자라면 더욱더 열심히 수련해야 한다. 그러지 않으면 원하는 인상이 만들어지지 않을 것이다. 파타비 조이스는 삼스카라 또는 바사나를 냄비에 마늘을 넣고 끓이는 것에 비유한다. 충분한 시간 동안 마늘을 냄비에 넣고 끓이면, 마늘을 꺼내고 냄비를 씻어도 그 향이 오랫동안 냄비에 머물러 있다. 그러므로 전생에 미국의 엔지니어였던 사람이 현생에 브라만 계급으로 태어났다면 그는 엔지니어 일에 마음이 끌릴 것이다.

니야마

이제 니야마에 대해 얘기해 보자. 니야마는 요가의 두 번째 단계로서 샤우차, 산토샤, 타파스, 스와디야야, 이슈와라프라니다나 등 다섯 가지 갈래가 니야마를 이룬다.

샤우차

샤우차(shaucha) 즉 정화에는 바히르 샤우차(bahir shaucha; 외적 정화)와 안타 샤우차(antah shaucha; 내적 정화) 등 두 가지가 있다.

바히르 샤우차는 붉은 진흙과 물로 몸을 닦는 것이다. 진흙으로 몸을 문질러 땀과 때를 제거하면 몸이 부드러워지고 윤기가 나게 된다.

안타 샤우차는 모든 사물과 존재를 친구로 여기며 모두를 애정(maitri)으로 대하는 것을 뜻한다. 다시 말해, 모든 존재를 친구로 느끼며 모든 것을 신의 반영으로 여기는 것이다. 이처럼 지고의 존재에 관심을 집중하는 것이 바로 안타 샤우차다.

이 두 가지 샤우차를 통해 몸에 대한 혐오감이 생겨난다. 몸은 끔찍스럽고 본질이 없고 소멸하는 것으로 보이며, 다른 사람의 몸을 만질 때 이러한 불쾌감이 느껴진다. 그런데 몸의 정결함을 느끼고, 그래서 죄에 빠지지 않으려 하는 것도 바로 그때이다.

"샤우찻 스왕가 주굽사 파라이르 아삼사르가하."

〔샤우차(정결함)로 말미암아 몸을 보호하려는 바람이 생기며, 이런 바람

에 반하는 어떤 것과도 접촉하지 않게 된다.〕
- 파탄잘리 요가 수트라 2장 40절

산토샤

산토샤(santosha) 즉 만족은 상당히 친숙한 개념이다. 흔히 사람들은 수입이 예기치 않게 많아진다든가 어떤 횡재를 얻었을 때 크게 기뻐한다. 그러나 이러한 행복은 오래가지 못하며 순간적이다. 부유하든 가난하든, 운명의 여신이 미소를 짓든 아니든, 명예가 높아지든 추락하든 결코 낙담해서는 안 된다. 마음을 한 방향에 집중하고 늘 행복하며 어떤 이유로도 후회하지 않는 것, 이것이 바로 산토샤, 즉 만족이다. 산토샤를 실천하면 더없는 기쁨이 찾아온다.

"산토샷 아누따마 수카 라바하."
〔산토샤(만족)로 말미암아 더없는 행복을 얻게 된다.〕
- 파탄잘리 요가 수트라 2장 42절

타파스

타파스(tapas)는 감각 기관과 몸을 훈련시키기 위한 수행을 의미한다. 《요가 야갸발키야(Yoga Yagnavalkya)》에서는 "비디녹테나 마르게나 크르츠라 찬드라야나디비히, 샤리라 쇼샤남 프라후 타파스아스타파 우따맘〔수행에 정통한 현자들에 따르면, 크르츠라(krchra)와 찬드라야나(chandrayana; 달의 주기에 따른 음식 조절) 같은 수행은 경전에 따라 몸을 훈

련시키는 것으로 모든 타파스 가운데 최고의 타파스이다.)라고 말한다".14) 그러므로 샤스트라의 지시에 따라 행하는 타파스는 마땅히 위대한 수행으로 간주되어야 한다.15) 이런 타파스로 인해 불순함이 없어지고, 안타 카라나(antah karana; 마음과 지성, 자아와 분별력으로 구성된 내적 기구)가 정화되며, 몸과 감각 기관들이 완전해진다.

"카옌드리야-시디르-아슈디히-크사야하 타파사하."
〔타파스(집중적인 수행)를 통해 불순한 것들이 제거됨으로써 몸과 감각 기관이 완전해진다.〕
- 파탄잘리 요가 수트라 2장 43절

스와디야야

스와디야야(swadhyaya)는 베다의 시구와 기도문을 엄격한 독송 규칙에 따라 독송하는 것이다. 베다 찬가를 독송할 때에는 스와라(swara; 음조)를 바르게 사용하고 악샤라(akshara; 글자)와 파다(pada; 단어), 바르나(varna; 문장)를 알맞게 발음하여 만트라의 아르타(artha; 의미)와 데바타(Devata; 신)를 손상시키지 않아야 한다.16)

가야트리 만트라는 모든 베다 시구 즉 만트라를 공부하는 기초이며,

---

14. 《요가 야갸발키야》에는 고대의 현자 야갸발키야가 그의 제자 가르기(Gargi)에게 전하는 요가의 가르침이 담겨 있다.
15. 샤스트라(shastra)는 신성한 권위를 지닌 성스러운 경전이나 문헌들이며, 종교적, 과학적인 글도 포함된다.

만트라는 베다 만트라와 탄트라 만트라 등 두 가지 범주로 나뉜다.[17] 베다 만트라에는 프라기타(pragita)와 아프라기타(apragita) 등 두 종류가 있고, 탄트라 만트라에는 스트리링가(strilinga)와 풀링가(pullinga), 나품사카링가(napumsakalinga) 등 세 종류가 있다. 만트라의 본질을 알기 위해서는 《만트라 라하시야(Mantra Rahasya)》라는 문헌을 반드시 공부해야 한다. 그러나 이러한 만트라들은 라자 요가에 크게 도움 되는 것이 아니므로 여기에서는 논하지 않을 것이다.[18]

만트라와 관련된 신들은 만트라를 독송하고 그 의미를 되새기는 사람들에게 싯디(siddhi; 능력)들을 준다. 그리고 만트라들의 비밀을 알기 위해서는 삿구루(Satguru; 진정한 구루, 지고의 구루)의 조언을 받아야 할 것이다.

"스와디야얏 이슈타데바타 삼프라요가하."

〔만트라를 배우고 실천함으로 말미암아 자신이 원하는 신과 하나 된다.〕

— 파탄잘리 요가 수트라 2장 44절

---

16. 베다 독송에 관한 음조와 모음 발음 규칙은 매우 엄격하다. 예를 들어, 음조가 바뀌거나 틀리면 만트라의 의미가 바뀌게 된다. 데바타(Devata)는 만트라에 담긴 신성을 가리킨다. 만트라를 바른 음조로 독송해야만 신성이 드러나며 그 신성이 실제로 경험된다. 그러므로 만트라에서 단어와 형식과 의미는 하나이며 뗄 수 없이 연결되어 있다.
17. 가야트리(Gayatri)는 리그 베다(Rg Veda) 경전에 있는 태양신에게 바치는 시구로서 가장 성스러운 구절로 여겨지고 있다.
18. 이 책에서 라자(raja) 요가는 아쉬탕가(ashtanga) 요가와 같은 의미로 사용되고 있다.

이슈와라프라니다나

이슈와라프라니다나(ishwarapranidhana) 즉 신에 대한 복종이란 명시적으로든 묵시적으로든 자신의 행위에 대한 결과를 바라지 않으며, 그 모든 결과를 신에게 바치는 것이다. 위대한 현자들은 이렇게 말한다.

"카마타하 아카마토바피 얏 카로미 슈바슈밤
탓 사르밤 트바위 빈야시야 트밧 프라육타하 카로미야함."
〔제가 무엇을 하든, 뭔가를 바라며 하든 그렇지 않든, 좋은 행위든 나쁜 행위든, 그 모든 행위를 당신께 바치며 당신께서 이끄는 대로 행합니다.〕

이렇게 신에게 바치는 것이 이슈와라프라니다나이다. 이슈와라프라니다나를 통해 사마디(samadhi; 지고의 존재와의 합일)에 이르게 되며, 그로 인해 완전과 충족에 이르게 된다.

"사마디 시디히 이슈와라프라니다낫."
〔이슈와라프라니다나(신에 대한 복종)로 말미암아 완전한 사마디에 이르게 된다.〕
-파탄잘리 요가 수트라 2장 45절

야마와 니야마, 그리고 그 하위 갈래들을 실천하려면 질병이나 의무, 가난의 희생양이 되지 않도록 조치를 취해야 한다. 사람은 질병에 걸리면 마음이 안정되지 못하며 어떤 일도 할 수 없다. 그러므로 몸과 감각 기관, 마음은 질병과 같은 방해물이 생겨나지 않도록 안정된 상태에 있어야 한다.

몸과 감각 기관을 제어하기 위해서는 무엇보다도 먼저 아사나(asana), 즉 요가 자세들을 배우고 수련해야 한다. 우파니샤드의 많은 부분에서 위대한 현자들은 아사나가 요가 수련의 첫 번째 단계라는 데 동의한다.

"아사남 프라나삼로다하 프라티야하라스차 다라남
디야남 사마디레타니 샤단가니 프라키르티타."
〔아사나, 프라나야마, 프라티야하라, 다라나, 디야나, 그리고 사마디를 그 여섯 단계라 한다.〕
−샨딜리아 우파니샤드

이 우파니샤드에서는 요가의 단계를 여섯 가지라고 말하며, 야마와 니야마는 프라티야하라와 다라나에 포함되어 있다. 이 부분에 대해서는 스와트마라마(Swatmarama; 하타 요가에 관한, 현존하는 가장 오래된 산스크리트 교본인 《하타 요가 프라디피카(Hatha Yoga Pradipika)》를 편찬한 요가 현자)와 우파니샤드의 현자들의 견해가 일치하므로 요가의 단계를 이렇게 구분할 수도 있다. 결국, 몸과 감각 기관이 허약하고 자주 방해를 받으면 야마와 니야마를 실천할 수가 없다. 따라서 몸과 감각 기관이 병에 걸리지 않게 하려면 반드시 아사나를 배우고 수련해야 한다. 스와트마라마가 아사나를 먼저 수련해야 한다고 말한 것은 이 때문이다. 아사나를 수련하면 몸의 상태가 조절되고, 이로 인해 건강이 증진될 것이다.

정해진 규칙에 따라 아사나를 수련하면 몸과 감각 기관에 관한 질병들을 예방할 수 있다.[19] 스와트마라마는 다음과 같이 말한다.

하타시야 프라타망가트바드 아사남 푸르바무치야테
타스맛 아사남 쿠리얏 아로기얌 찬갈라가밤
〔아사나는 하타 요가의 첫 번째 단계이므로 기본이라고 한다. 안정된 자세와 건강, 가벼운 몸을 위해서는 아사나를 수행해야 한다.〕
- 하타 요가 프라디피카 1장 17절

여기에서 하타(hatha)라는 단어의 뜻을 이해하려면, 하(ha)는 수리야 나디를, 타(tha)는 찬드라 나디를 의미한다는 것을 알아야 한다. 이 두 나디를 통해 들고 나는 프라나(호흡)를 제어하는 과정이 바로 하타 요가이다. 요가는 관계와 힘을 의미한다. 만일 코로 숨 쉬는 공기를 프라나야마의 규칙과 수련으로 다스리게 된다면, 우리는 마음도 다스릴 수 있을 것이다. 《하타 요가 프라디피카》의 다음 구절은 이 점을 확인해 준다.

찰레 바테 찰람 칫탐
니스찰레 니스찰람 바벳
〔호흡이 움직이면 마음도 움직이고, 호흡이 멈추면 마음도 멈춘다.〕
- 하타 요가 프라디피카 2장 2절

---

19. 여기에서 말하는 규칙은 경전의 가르침을 뜻한다.

하지만 호흡이 움직이고 제어되지 않으면, 마음은 불안정해질 것이다. 호흡을 제어하면 마음이 안정되고 굳건해진다. 마음을 안정시켜 내면의 참나로 향하게 하는 방법이 바로 하타 요가이다.

하타 요가를 통해 마음이 참나를 향해 움직이면, 이것이 바로 라자 요가이다. 많은 사람이 하타 요가와 라자 요가가 다르다고 오해하는데, 이는 사실이 아니다. 스와트마라마는 《하타 요가 프라디피카》에서 이렇게 말한다.

브란티야 바후맛아드반테 라자 요가 마자나탐
하타 프라디피캄 다떼 스와트마라마하 크리파카라하
〔무지한 여러 견해들로 인해 사람들이 라자 요가를 제대로 이해할 수 없게 되었다. 이를 안타깝게 여긴 스와트마라마는 하타 프라디피카(하타 요가의 등불)를 지어 전한다.〕
– 하타 요가 프라디피카 1장 3절

프라나야마

프라나야마(pranayama)에는 여러 가지 종류가 있다. 스리 샹카라차리야는 천 가지 프라나야마와 그 방법들에 대해 설명하고 있는 반면, 스와트마라마는 여덟 가지만을 말하고 있다.

수리야베다남 웃자이 싯카리 쉬탈리 타타

바스트리카 브라마리 무르차 플라비니티 아쉬타쿰바카하

〔수리야베다나(suryabhedana), 웃자이(ujjayi), 싯카리(sitkari), 쉬탈리(shitali), 바스트리카(bhastrika), 브라마리(bhramari), 무르차(murchha), 플라비니(plavini)가 여덟 가지 쿰바카(kumbhaka)이다.〕

– 하타 요가 프라디피카 2장 44절

이 중 우리에게 해당하는 프라나야마는 네 가지뿐이다.

어떤 프라나야마들은 질병을 치료하는 데 유용하고, 어떤 것들은 나디의 정화에, 그리고 어떤 것들은 마음을 제어하는 데 유용하다. 모든 프라나야마가 다 중요하지만, 프라나야마를 수련하기 위해서는 먼저 그 이전 단계, 즉 아사나를 수련해야 한다.

아사나를 수련하면 몸과 감각 기관의 질병들이 없어질 것이다. 마음을 집중시키고 감각 기관의 힘을 길러주며 마음을 안정시켜 고요하게 만드는 프라나야마를 수련하면, 몸과 감각 기관, 마음의 질병들이 치료되므로 마음을 집중하여 내면의 참나를 인식할 수 있다. 오직 그때에야 수많은 전생에서의 고행으로 말미암아 인간으로 태어난 목적이 달성될 것이다. 짐승 같이 살아서는 그럴 수가 없다.

이 과학의 시대에 우리는 오직 눈에 보이는 것만을 받아들이고, 눈에 보이지 않는 것은 거부한다. 우리는 모든 행위를 목격하는 내면의 거주자이며, 우주의 창조와 유지, 파괴의 원인이며, 의식의 본질인 지고의 참나를 깨닫기 위해 노력하지 않는다. 어려운 베다 용어들을 써 가며 "모든 것은 일시적이고 오로지 지고의 참나만이 실재한다."고 말하면서 사람들의 이목을 끄는 유명한 학자들과 지식인들은 자기 자신과 청중들에게 잠시 동안은 감명을 줄지 모른다. 그러나 곧 그들은 망상의 그물에 갇혀 헤어나지 못할 것이다. 그러므로 삼사라의 바다에서 벗어나기를 간절히 원하는 사람이라면, 더 이상 그 속에서 뒹굴며 쾌락과 고통을 맛보고 그로 인해 우울해지고 싶지 않은 사람이라면, 요가를 수련하여 그 행복을 경험해야 한다.[20]

세상의 어떤 일도 우리의 뜻에 따라 일어나지 않는다. 분명히 그렇다. 우주의 모든 일은 인간의 바람이 아니라 참나의 뜻에 따라 일어난다. 만일 《바가바드 기타》의 지혜로운 복음을 제대로 이해하고 날마다 그것을 실천한다면, 우리는 삶의 목적을 달성할 수 있을 것이다. 그 외의 다른 방법으로는 인간이 소망을 이룰 수 없다. 그러므로 욕망과 집착이 없이 우리의 다르마와 카르마를 행하는 것이 우리의 의무이다.[21] 우리는 근심 없이 행동하고, 대가를 바라는 마음 없이 모든 다르마와 카르마를 신에게 바쳐야 한다. 영적인 주제에 대해 강연하거나 인기와 명성을 얻는 것으로 신을 기쁘게 하기는 어렵다. 신을 기쁘게 해 드리려면, 먼저 '나'와 '나의 것'이라는 생각을 버림으로써 요가를 달성해야 한다. 그러면 우리는 곧 지고의 행복에 이를 수 있다.

《바가바드 기타》에서 주 크리슈나는 "푸르바비야세나 테나이바 흐리

---

20. 삼사라(samsara)는 세상, 세속적인 존재, 윤회를 의미한다.
21. 여기에서 다르마(dharma)는 개인의 신분에 따르는 의무와 책임을 말하며, 카르마(karma)는 개인의 행위나 일을 말한다.

야테 히야바쇼피사하."라고 말하는데, 이 말은 "전생들에서 계발된 성향으로 인해 마음은 아무 노력 없이도 자석처럼 요가 수련으로 이끌린다."는 뜻이다.[22] 다시 말해, 마음이 요가 수련을 좋아하려면 이미 전생에 그런 성향이 있어야 한다는 것이다. 요가를 수련하면 세속적인 혜택과 영적인 혜택을 얻게 된다. 그러므로 남녀노소 모든 사람이 요가의 단계들을 충분히 수련한다면 그것은 대단한 축복일 것이다. 그러면 현재뿐 아니라 미래에도 행복할 수 있으며 인간으로서의 경험이 완성될 것이기 때문이다. 이것이 바로 이 책을 쓰게 된 숭고한 목적이다.

마음이 평온하고 고요하지 않으면 어떤 일이든 완벽하게 할 수 없으며, 그러면 행복 또한 얻을 수 없다. "아샨타시야 쿠타하 수캄(마음의 평화가 없는 사람에게 행복이 어디에 있겠는가?)"[23] 산만한 마음이 어찌 편안함을 누릴 수 있겠는가? 인간이 물질적인 것에서 평화와 행복을 얻을 수 없다는 것은 확실하다. 설령 그런 행복을 느낀다 해도 그 행복은 일시적이며, 그에 따르는 고통은 영원하다. 쾌락을 즐기는 사람은 그 결과로 질병을 얻을 뿐이며 진정한 요가에 이를 수 없다. 그러나 요가는 병이라는 악으로부터 우리를 해방시킨다. 요가 안에 자리 잡은 마음에게는 심지어 보가(bhoga; 쾌락)조차도 요가가 된다.

만일 마음이 순수하지 않고 '나'와 '나의 것'이라는 생각에 지배받는다면, 지복이라는 그의 진정한 본성은 오염되고 그는 비참해질 것이다. 그

---

22. 바가바드기타 6장 44절
23. 바가바드 기타 2장 66절

러나 마음이 순수한 사람은 영원한 지복을 경험하게 될 것이다. 그러므로 내 안의 참나를 발견하기 위해서는 요가를 수련해야 한다. 반면, 축음기가 다른 사람이 부른 노래를 되풀이해 들려주어 사람들을 즐겁게 하는 것처럼, 우리 역시 우리가 읽고 들은 것을 되풀이해 들려주어 순진한 사람들을 끌어 모으고 마침내 그들에게 존경을 받을 수 있다. 이런 일이 일어나면 우리는 곧 스스로를 대단한 현자로 착각하게 되고 욕망과 분노의 포로가 된다. 그러는 대신, 우리는 구루의 지도 아래 마음이 집중되어 아트만(Atman; 참나) 안에 녹아들게 하는 방법을 배워야 한다.[24] 오직 요가의 단계들을 수련하고 통달할 때에만 우리는 삼사라의 바다에서 해방될 수 있다. 그 밖의 다른 길은 없다.

  마음을 한 곳으로 집중하는 것은 매우 중요하다. 마음은 매우 불안정하므로 이렇게 마음의 집중을 유지하는 것은 어려운 일이다. 마음을 제자리에 고정시키려면 프라나야마가 필수적이다. 《하타 요가 프라디피카》에서 단언하듯이, 몸 안으로 들고 나는 호흡이 잡히면 마음도 잡힐 수 있다. 그러므로 프라나야마의 본질을 바르게 알고 수련해야 한다.

  인간은 이 세상의 많은 것을 쾌락과 즐거움을 위해 만들어 왔으며, 우리는 이 모든 것을 욕망한다. 그러나 우리가 원하지 않아도 이런 즐거움의 대상들로부터 불편함이 온다. 따라서 우리는 그런 대상들의 실체를 파악하고 이것들로부터 점차 초연해져야 한다. 이런 식의 초연과 요가 수련을 통해 우리의 마음은 본래 지복인 참나에 이르는 길을 발견하는

---

24. 아트만(Atman), 즉 지고의 참나는 어디에나 편재하며 스스로를 비추는 의식이다.

데 집중된다. 감각의 대상과 같은 것들에 집착하지 않을 때, 마음은 참나 안에 녹아들 수 있을 것이다. 이것이 바로 지반묵티(jivanmukti; 현생에서의 해탈)의 상태이다.

프라나야마를 바르게 배우기 위해서는 반드시 구루의 지도를 받으며 수련해야 한다. 경전을 읽는 것만으로도 프라나야마에 대한 전문적인 지식을 얻을 수 있다고 생각하는 사람은 아예 프라나야마를 시도조차 하지 말아야 한다. 수행자는 먼저 프라나야마의 규칙들을 주의 깊게 배워야 하며 조급해하지 말아야 한다.

"야타 심호 가조 비야그로 바베드바쉬야하 샤나이히 샤나이히
타타이바 세비토 바유란야타 한티 사다캄."
〔사자나 코끼리, 호랑이를 천천히 길들이듯이, 프라나도 그렇게 길들여야 한다. 그렇지 않으면 수행자에게 해를 끼치게 된다.〕

조련사가 열정과 도전 정신으로 호랑이, 사자, 코끼리 같이 숲 속에서 자유롭게 돌아다니는 위험한 동물들을 잡아서 아주 천천히 길들이고 결국 완전히 제어하듯이, 호흡 또한 수련의 힘을 통해 조금씩 조금씩 제어할 수 있게 될 것이다. 이것은 매우 어렵긴 하지만 가능한 일이다. 그러나 수행자가 자만하거나 잘 아는 체 하며 경전의 규칙을 어기면서 수행한다면, 그는 위험에 빠지고 말 것이다. 수행자는 이 사실을 명심해야 한다.

요컨대, 우리는 요가 수련을 통해서 소망하는 평화와 지복, 참나와 참

나 아닌 것을 구별하는 능력, 마음의 평화, 그리고 질병과 죽음, 가난으로부터의 자유를 분명히 얻을 수 있다. 감각 기관이 허약한 사람은 세상의 어떤 것도 이룰 수 없다. 약한 자는 참나를 경험할 수 없다.

"나얌 아트마 발라히네나 라비야하
나 메다야 나 바후나슈루테나."
〔약한 자는 머리가 좋고 많이 배운다고 해도 참나에 이를 수 없다.〕
―문다카 우파니샤드

베다에서도 이같이 말하고 있다. 여기에서 발라(bala)는 신체와 마음의 힘을 뜻한다. 질병은 마음을 다른 데로 돌리므로 몸은 질병이 없어야 한다. 신체의 힘, 마음의 힘, 감각 기관의 힘, 이 모두가 매우 중요하다. 이것들 없이는 영적인 힘을 얻을 수 없다. 그러나 지적인 능력과 경전에 대한 지식이 있어도 그것만으로는 참나의 깨달음에 이를 수 없다. 주석들과 다양한 설명을 분석하는 것으로는 참나에 이르지 못한다. 구루의 가르침에 따라 베단타를 상세히 공부한다고 해도 그것만으로는 역시 충분치 않다.[25] 참나에 이르는 유일한 길은 수련이다. 수행자가 안팎의 감각 기관에서 해방된 고요한 마음으로 구루의 권고와 지시를 따른다면, 그는 참나의 진정한 모습을 깨닫게 될 것이다. 이것이 요가의 진정한 본질이다.

---

25. 베단타(vedanta)는 글자 그대로는 베다의 끝을 의미하며, 비이원론 철학이다.

몸과 마음은 서로 불가분하게 연결되어 있다. 만일 몸이나 감각 기관이 쾌락과 고통을 경험한다면, 마음 또한 이를 경험할 것이다. 이는 모두에게 알려진 사실이다. 마음이 고통스러우면, 체중이 줄고 몸이 약해지며 윤기를 잃는다. 마음이 행복하고 평화로우면, 몸이 건강해지고 힘과 윤기가 더없이 좋아진다. 그러므로 몸과 감각 기관은 마음의 힘과 연결되어 있고 마음의 힘에 의존한다. 마음을 집중하는 법을 알아야 하는 것은 바로 이 때문이다. 집중하는 법을 배우려면 먼저 몸이 정화되어야 하고 마음의 힘이 발달되어야 한다. 몸을 정화시키고 강하게 만드는 방법이 바로 아사나(asana)이다. 몸이 정화될 때 호흡도 정화되며 몸의 질병들도 사라진다.

아사나를 수월하게 할 수 있는 수준으로 수련했다면, 다음 수련 단계는 호흡을 제어하는 것이다. 이것이 바로 프라나야마다. 그러나 그저 앉아서 코로 숨을 들이쉬고 내쉬는 것은 프라나야마가 아니다. 프라나야마란 레차카(rechaka; 숨 내쉬기)와 푸라카(puraka; 숨 들이쉬기), 쿰바카(kumbaka; 숨 참기)를 통해 생명의 공기에 담긴 미묘한 힘을 취하는 것이다. 세 가지 반다(bandha; 근육 수축 또는 잠금)와 결합되어 규칙에 맞게 행해진 크리야(kriya)들만이 프라나야마라고 불릴 수 있다.[26] 그렇다면 세 가지 반다는 무엇인가? 반다에는 물라 반다(mula bandha), 웃디야나 반다(uddiyana bandha), 잘란다라 반다(jalandhara bandha)가 있으며, 아사나를 수련할 때는 이 반다들을 행해야 한다.[27] 프라나야마 수련을 통해 마

---

26. 크리야(kriya)는 정화(淨化), 행위 또는 실천을 뜻한다.

음은 한 방향으로 집중되며 호흡의 움직임을 따른다. 이는 "찰레 바테 찰람 칫탐(숨이 움직이면 마음이 움직인다)."이라는 《하타 요가 프라디피카》 경전의 구절에서 알 수 있는 사실이다. 들어 올리려는 대상에 숨을 멈추고 집중할 때 무거운 물건을 더 쉽게 들 수 있다는 것은 일반적인 상식이다. 레차카(숨 내쉬기)와 푸라카(숨 들이쉬기), 쿰바카(숨 참기)를 통해 호흡을 제어하면 마음을 한 방향으로 자리 잡게 할 수 있다.

하타 요가에는 수천 가지 프라나야마 수련법이 있다. 나디를 정화시키는 프라나야마들도 있으며, 몸을 정화하고 강하게 하는 프라나야마들도 있고, 질병을 치료하며 일곱 가지 다투(dhatu)를 정화하는 프라나야마들도 있다. 어떤 프라나야마들은 마음을 정지시켜 지고의 참나를 깨닫게 하는 수단이 되기도 한다.[28] 이들 프라나야마 수련법 중에서 정화 효과가 있고 참나를 깨닫는 데 유용한 쿰바카 프라나야마(kumbhaka pranayama)가 가장 중요하다. 스리 샹카라차리야도 쿰바카 프라나야마를 가장 중요한 프라나야마라고 말했다.

"사하스라샤하 산투 하테슈 쿰바하 삼바비야테 케발라

---

27. 물라반다(mula; 뿌리, bandha; 잠금)는 항문을 배꼽 쪽으로 조여 올리는 것을 말한다. 웃디야나 반다(uddiyana; 날아오르기, bandha; 잠금)는 위(胃) 잠그기라고도 알려져 있으며, 배꼽 4인치 밑의 중심 근육을 조여 올리는 것을 말한다. 잘란다라 반다는 목구멍 잠그기를 의미한다.
28. 아유르베다 의학에서는 신체를 다투(dhatu)라는 7가지 요소로 나누는데, 여기에는 림프, 혈장, 혈액, 살, 지방층, 뼈, 골수, 생식액(정자와 난자)이 포함된다.

쿰바 에바."

〔하타에는 천 가지 쿰바가 있다. 그 중 순수한 쿰바만이 가장 존중받는다.〕

　- 요가 타라발리 10장

쿰바카 프라나야마라는 주제에 관해 《요가 야갸발키야》, 《수타삼히타 카라》, 《데비 바가바타》, 《요가 바시슈타》, 《바가바드 기타》와 《우파니샤드》 같은 문헌에서도 대체로 스리 샹카라차리야의 견해를 따르고 있다. 그러나 일반적으로 프라나야마에 대한 견해는 서로 다를 수 있으므로 프라나야마를 배울 때는 구루의 지도에 따라 익히고 수련하는 것이 중요하다.

요가 수행자에게는 음식과 섹스, 말에 관한 규칙들이 매우 중요하다. 음식 중에서는 사트바(sattva; 순수)적인 음식이 으뜸이다. 그러나 채소를 너무 많이 먹지는 말아야 한다. 아유르베다 문헌에서는 "샤케나 바르다테 비야디히〔채소에 의해서도 질병이 확대된다.〕"라고 말하고 요가 문헌에서도 언급하듯이 채소가 요가 수련자에게 좋은 것만은 아니다.[29] 반면에 밀, 쥐참외, 반쯤 저은 커드(curd), 녹두, 생강, 우유, 설탕은 아주 좋다. 수명을 늘려 주는 음식, 사트바 성질을 증가시키고 힘과 건강, 행복감과 사랑을 증진시켜 주는 음식, 쉽게 소화되는 음식, 제철에 나는

---

29) 아유르베다(ayurveda)는 글자 그대로는 생명의 과학을 뜻하며, 음식과 행동을 조절하여 인간과 자연이 조화롭게 살 수 있도록 하는 인도의 의학 체계이다.

순수 자연 식품, 이런 음식들은 신들에게 바칠 만큼 좋은 것들로서 수련자에게 가장 적합한 음식들이다.

반면, 시거나 짜거나 매운 음식들은 몸의 어느 부위에도 좋지 않으므로 지나치게 섭취하지 말아야 한다. 음식이 순수하면 그 음식을 먹는 사람의 마음도 순수해진다. 권위 있는 우파니샤드에서 다음과 같이 말하듯이 마음은 섭취하는 음식의 성질을 반영하기 때문이다. "아하라 숫다우 사트바 슈디히, 사트바 슈다우 드루바스므르티히(우리가 먹는 음식이 순수하면 우리의 마음도 순수해진다. 마음이 순수해지면 기억력도 유지된다.)"[30] 그러므로 요가 수행자는 사트바의 성질을 지닌 음식만을 먹어야 한다. 욕망이나 어두운 마음을 불러일으키는 음식이나 살찌게 하는 음식, 고기는 입에 대지 말아야 한다. 취하게 하는 음료나 중독성 있는 물질, 담배와 같은 것들도 멀리해야 한다.

음식을 먹을 때는 위의 반 정도만 채워야 한다. 채워지지 않은 반 가운데 절반은 물을 위해, 절반은 공기의 흐름을 위해 비워 두어야 한다. 음식을 너무 많이 먹거나 아예 먹지 않는 것, 너무 많이 자거나 아예 자지 않는 것, 지나친 성관계, 교양 없고 바람직하지 않은 사람들과 어울리는 것들은 요가 수련에 방해되므로 되도록 삼가야 한다. 일상생활을 하면서 알맞게 먹고, 알맞게 자고, 알맞게 행하는 것이 중요하다.

마찬가지로, 말을 너무 많이 하는 것도 좋지 않다. 말을 많이 하면 혀에 내재된 힘이 약해지고 말의 힘이 상실된다. 말의 힘이 상실되면 단어

---

30. 찬도기야 우파니샤드(Chandogya Upanishad) 4권 26장 2절

도 그 힘을 잃게 되어, 우리가 하는 어떤 말도 사회에서 가치를 지니지 않게 된다. 그러나 영적인 주제에 관해 말하는 것은 혀의 힘을 증가시켜 세상에 도움을 준다. 그러나 세속적인 일에 관해 말하는 것은 혀의 힘을 파괴하고 우리의 수명을 단축시킨다. 경전의 전문가들은 이러한 사실에 대해 성찰하고 설명해 왔다. 그러므로 우리는 그들의 길을 따르는 편이 좋다.

지나친 성관계는 몸과 감각 기관과 마음을 허약하게 만든다. 마음과 감각 기관이 허약하면 아무것도 이룰 수 없으며, 마음이 점점 불안정해져서 결국 아무것도 할 수 없게 된다. 그러므로 지나친 성관계는 피해야 한다.

불결하거나 악취가 풍기는 곳, 지하실, 옥상이나 야외에서는 요가를 수련하지 않아야 한다. 대신에, 요가 수련 장소는 아주 깨끗하고 평평한 곳, 창문이 있는 곳, 쇠똥으로 바닥을 바르기에 적합한 곳이어야 한다.[31]

요가 수련 중에 땀이 나면 손바닥으로 몸에 문질러서 말려야 한다. 그렇게 하면 몸은 더욱 가볍고 튼튼해질 것이다. 경전에서도 다음과 같이 말한다.

"잘레나 슈라마자테나 가트라 마르다남 아차렛
드르다타 라구타 차이바 테나 가트라시야 자야테."
〔수련 중에 흘리는 땀으로 몸에 문지르며 수련해야 한다. 그러면 몸이

---

31. 쇠똥이 마르면서 소독 성분이 나오기 때문에 인도에서는 흔히 바닥에 쇠똥을 바른다.

단단하고 가벼워진다.)
―하타 요가 프라디피카 2장 13절

만일 수련 중에 나는 땀을 말리려고 바깥 공기를 쐬면 몸은 약해지고 체력이 고갈될 것이다. 그러면 시간이 갈수록 몸이 점점 약해지므로 이런 땀은 손으로 몸에 문질러 서서히 말려야지, 수건이나 천으로 닦거나 바람을 쐬어 말리면 안 된다. 이는 요가 수행자들의 경험에서 확인된 사실이므로 수행자들은 이 점을 명심해야 한다.

요가 수련 후 30분간은 몸을 바깥 공기에 노출시키지 말아야 한다. 30분이 지나고 나서는 따뜻한 물로 목욕을 하는 것이 좋다. 또한 수련을 시작한 후 3개월까지는 냉수욕이나 금식을 피해야 한다. 그러나 수련이 안정적으로 자리 잡은 뒤에는 이러한 금기 사항들을 지키지 않아도 된다.

요가를 수련하는 기간에는 우유와 기(ghee; 인도 요리에 사용되는 정제 버터의 일종-역주)를 충분히 섭취하는 것이 좋다. 이런 음식을 구하기 어렵다면 따뜻한 밥에 약간의 찬물을 부어 고루 섞은 뒤, 다른 음식을 먹기 전에 먹는다. 이렇게 하면 우유와 기를 섭취하는 효과를 얻을 수 있을 뿐만 아니라 몸의 기력이 회복되고 영양분을 얻을 수 있다.

요가 수행자는 음식과 성생활, 목욕 습관, 수련에 대해 위에서 언급한 규칙들을 마음에 잘 새겨야 한다. 그리고 신과 구루에 대해 헌신하는 마음을 가져야 한다. 오로지 건강이나 튼튼한 몸, 즐거움을 위해서만 요가 수련을 하는 것은 올바른 접근 방식이 아니다. 몸과 감각 기관, 마음을 정화하고 모든 행위를 신에게 바치는 것만이 요가를 대하는 참된 방식이다. 이런 식으로 마음을 지고의 참나에게 바치면, 우리의 소망과 염원은 언젠가 알맞은 때에 이루어질 것이다. 그러므로 수행자는 마음의 평정을 방해하는 것들을 경계해야 할 것이다.

요가를 수련할 수 있으려면 열의와 열정, 용기, 그리고 요가의 타뜨바갸나(tattvajnana; 철학적 지식)에 대한 굳은 신념을 가져야 한다. 군중과도 어울리지 말아야 한다. 이러한 자질을 가져야만 요가의 경지에 이를 수 있다. 옛 요가 수행자들은 요가의 경지에 이르는 길을 다음과 같이 말하고 있다.

"웃사핫사하사다이비야따뜨바갸나스 차 니스차얏
갸나상가파리티야갓 샤드비리요가하 프라시디야테."
〔열정과 담대함, 굳건함, 진실에 대한 분별력, 확신, 군중과 거리 두기,
이 여섯 가지를 통해 요가의 경지에 다다른다.〕
—하타 요가 프라디피카 1장 16절

요가 수행자는 앞에서 개략적으로 서술한 규칙들을 배워야 한다. 그리고 요가 수련에 대한 지식이 없거나 자신의 몸을 제어하지도 못할 만큼 무기력한 사람들의 말에는 귀를 기울이지도 말고, 그런 말을 듣고 낙담하지도 말아야 한다.

요가 수련을 하는 데는 나이 제한이 없으며, 남자든 여자든 약한 사람이든 환자든 장애인이든 누구나 할 수 있다. 경전 전문가들도 이 점을

확인해 준다.

"유바 브릇도 티브릇도 바 비야디토 두르발로 피 바
아비야삿 싯딤아프노티 사르바요게쉬바탄드리타하."
〔젊은이든 늙은이든 아주 늙은이든, 아픈 사람이든 허약한 사람이든, 부지런한 사람은 수련을 통해 모든 요가에 성공한다.〕
―하타 요가 프라디피카 1장 64절

전문가들은 이렇게 한목소리로 이 견해를 지지하고 있으며, 경험도 이를 확인시켜 주고 있다. 실제로 요가 수련이 무익하다고 여기는 부류는 게으른 사람들뿐이다. 그들의 생각과는 반대로, 여덟 살이든 그 이상이든 나이와 성별에 관계없이 누구에게나 요가 수련은 매우 중요하다.

임신 4개월에 접어든 여성은 아사나 수련을 자제해야 한다. 그러나 임신 7개월까지는 웃자이 프라나야마(ujjayi pranayama), 사마브리띠 프라나야마(samavritti pranayama)와 비샤마브리띠 프라나야마(vishamavritti pranayama)를 수련할 수 있다. 하지만 쿰바카 없이 해야 한다. 이런 식으로 파드마아사나(Padmasana; 연꽃 자세)나 마하무드라(mahamudra) 자세로 앉아서 깊은 레차카(숨 내쉬기)와 푸라카(숨 들이쉬기)를 규칙적으로 수련하면 순산하는 데 도움이 된다. 여성은 이 점을 마음에 새겨야 할 것이다.

쉰 살이 넘은 사람들은 쉽고 유용한 아사나들을 몇몇 프라나야마와 함께 수련하는 것만으로도 충분하다. 하지만 쉰 살이 넘었더라도 오랫동안 수련을 해 왔다면 어떤 아사나와 프라나야마도 문제없이 할 수 있다. 노년의 나이에 요가를 시작하고 싶은 사람이라면 다음 10가지 아사나만 수련해도 충분할 것이다(각각의 아사나에 대한 세부 설명은 2장을 참고하라). 처음에는 수리야 나마스카라(1, 2)를 하고, 다음에는 파스치마따나아사나, 사르방가아사나, 할라아사나, 카르나피다아사나, 우르드바 파드마아사나, 핀다아사나, 마츠야아사나, 우따나 파다아사나, 쉬르샤아사나를 한다. 아사나 수련은 빈야사(vinyasa; 호흡과 동작의 연결 체계)에 맞추어 하는 것이 바람직하지만, 여의치 않을 경우에는 내쉬고 들이쉬는 호흡에만 집중하면서 수련해도 충분하다.

쉬르샤아사나는 적어도 10분 이상 수련해야 하며, 다른 아사나는 적어도 10번 이상 호흡하는 동안 아사나 상태를 유지해야 한다(각주 39번 참조). 이렇게 수련하면 몸과 감각 기관이 튼튼해지고, 마음은 정화되며, 수명이 늘어나고, 몸은 새로운 에너지로 가득 찰 것이다.

중년층의 경우에는 모든 아사나를 수련하는 것이 가장 좋다. 수련을 함에 따라 몸은 더욱 튼튼해지며, 질병과 같은 장애물들은 더 이상 문제가 되지 않는다. 프라나야마가 쉬워지는 것은 물론, 사트바(sattva; 순수)의 성질이 우세해지면서 마음은 더욱 조화로워지고, 지적 능력도 좋아지며 수명도 늘어난다.

그러나 노년층의 경우에는 일반적으로 사르방가아사나, 할라아사나, 우따나 파다아사나, 쉬르샤아사나, 파드마아사나가 어렵다. 그런 사람들은 날마다 마하반다(mahabandha)를 수련하고, 이와 더불어 레차카 쿰바카 프라나야마, 푸라카 쿰바카 프라나야마, 사마브리띠 비샤마브리띠 프라나야마, 시탈리 프라나야마를 함께 행하는 것으로 족하다. 이러한 수련은 그들에게 더 많은 행복을 주고 수명을 늘려 주며 질병으로부터 보호해 줄 것이다.

허약한 사람이나 환자들 역시 자신에게 맞는 아사나와 프라나야마를 서서히 수련해야 한다. 시간이 지나면서 기력이 강해지면 다른 아사나와 프라나야마도 할 수 있다. 이렇게 하다 보면 허약한 사람은 힘이 생기고 환자는 병이 나아서 건강과 활력을 되찾게 될 것이다.

구루를 찾아가는 요가 수행자라면 구루가 수행자의 구체적인 체질에 맞추어 수련 과정을 지도한다는 것을 깨닫게 될 것이다. 요가는 책을 읽거나 그림을 보고 배울 수 있는 것이 아니며, 오직 요가라는 학문을 잘 알고 수련 경험이 많은 구루의 가르침에 따라 배워야 하는 것이다. 이를 무시하면 몸과 마음에 문제가 생길 수 있다. 요가의 단계들을 수련하면 인간의 심신을 해치는 모든 질병을 없앨 수 있다는 것은 사실이지만, 더 중요한 사실은 요가 경전을 제대로 알고 실천하는 경험 많은 구루 밑에서 요가를 수련해야만 그렇게 할 수 있다는 것이다. 이렇게 해야만 황금이 도가니 속에서 정련되듯이 몸과 마음과 감각이 정화될 수 있다.

요가 수련을 하면 천식과 같이 치료가 어려운 많은 질병이 나을 수 있으며, 몸과 마음과 감각이 새로운 에너지를 발산하게 된다. 실제로 요가의 효능을 불신했던 어떤 의사들은 환자들의 질병이 요가를 통해 낫는 것을 보고는 놀라움을 금치 못했다. 이는 경험을 통해 증명된 사실이다. 의술로 치료될 수 없는 질병이 요가로 치료될 수 있으며, 요가로 치료될 수 없는 질병은 어떤 치료로도 나을 수 없다. 이는 분명한 사실이다. 의사가 세 가지 도샤(dosha)의 불균형으로 생긴 병에 대해 치료법을 찾을 수는 있겠지만, 어떠한 단반타리(dhanvanthari; 일종의 내과 의사)도 마음의 병에 대한 치료법은 제공하지 못한다.[32] 그러나 요가 수행자들은 마음의 병도 요가로 치료할 수 있다고 말한다. 실제로 요가에 대한 믿음을 지니고 수련을 하는 수행자는 세상의 어떤 일도 이루어낼 수 있다. 그런 사람은 심지어 재창조도 할 수 있다.[33]

세상은 거짓말과 속임수, 착취로 가득 차 있다. 요가 수행자에게는 이런 세상을 바로잡고 세상 사람들을 올바른 길로 이끄는 힘이 있다. 그러므로 요가 수행자가 요가의 단계들과 구루에 대한 굳은 믿음과 헌신의 마음을 보여 주는 것이 중요하다는 것을 다시 한 번 강조할 필요가 있다. 하지만 요즘 젊은이들 사이에서는 구루에 대한 믿음이나 헌신을 보기가 어렵다. 이는 마음과 감각 기관이 나약하기 때문이다. 신과 구루에 대한 헌신의 마음 없이 배운 지식은 신성한 소에게서 짜낸 우유를 개의 가죽으로 만든 자루에 붓는 것과 같으며, 먹을 수도 없는 당나귀의 젖과도 같다. 하지만 젊은이들이 진실로 앎을 추구하고, 진정한 믿음과 헌신을 실천하며, 마음의 동요와 가식적인 경건함에 굴복하지 않는다면, 신은 그들에게 풍성한 지식을 내려줄 것이다. 그러면 이 지식으로 인해 그들은 욕망에서 해방된 강한 마음과 튼튼한 몸을 지니고 신을 믿는 자가

---

32. 바타(vata; 바람), 피타(pitta; 불, 담즙), 카파(kapha; 흙, 담)는 세 가지 도샤로서 몸의 모든 활동을 담당하는 기능 요소들이며, 음식이나 행동에 의해 자극받는다. 세 도샤가 조화로울 때는 몸이 건강하지만, 이 조화가 깨지면 질병이 생긴다.
33. 하나의 사례로, 위대한 현자 비쉬와미트라(Vishvamitra)는 천국에 가고 싶어 했던 천한 신분의 남자를 위해 또 하나의 인드라 로카(Indra Loka; 신들의 세계)를 창조했다.

될 것이다. 여기에는 의문의 여지가 없다. 또한 강한 몸과 정신력, 신에게 헌신하는 마음을 지닌 젊은이들이 많은 나라에는 신의 축복이 아낌없이 주어질 것이라는 점에도 의문의 여지가 없다. 권위 있는 베다에서도 그렇게 말하고 있다. 그러므로 다시 한 번 강조하자면, 앞에서 말한 올바른 길을 알고 그 길을 따르는 수행자는 현생뿐 아니라 내생에서도 행복을 누리게 될 것이다.

사람마다 체질이 제각각이므로 아사나도 체질에 맞추어 수련하는 것이 중요하다. 자기 몸에 더 잘 맞는 아사나와 프라나야마를 통해 수련의 효과를 얻어야 한다. 일부 아사나들은 어떤 사람에게는 적당하지 않으며, 때로는 고통을 줄 수도 있다. 구루는 이러한 사실을 잘 알고 설명해 줄 수 있으므로 요가 수행자는 반드시 그의 가르침을 따라야 한다.

요가 수련을 시작할 때는 수리야 나마스카라(태양 경배)를 먼저 하고 나서 아사나들을 행해야 한다. 수리야 나마스카라와 아사나 수련은 정해진 순서에 맞게 해야 하고 빈야사 방법을 따라야 한다. 만일 그렇게 하지 않고 레차카(숨 내쉬기)와 푸라카(숨 들이쉬기)를 무시하며 동작을 한다면, 몸의 어떤 부분도 강해질 수 없으며 미묘한 나디들도 정화되지 않을 것이다. 또한 이로 인한 불균형으로 몸과 감각 기관, 마음과 지성도 발달하지 못할 것이다. 불균형이 더욱 심해질 수도 있다.

수리야 나마스카라와 아사나를 수련할 때는 반드시 정해진 빈야사 방법에 따라 해야 한다. 현자 바마나는 말한다.[34] "비나 빈야사 요게나 아사나딘 나 카라옛(오, 요가 수행자여, 빈야사 없이 아사나를 수련하지 말라.)" 알맞은 방법을 알고 수련하면 요가를 쉽게 배울 수 있지만, 방법을 모르면 요가를 수련하기가 매우 어려워진다. 그러므로 요가 수행자는 반드시 레차카와 푸라카뿐 아니라 빈야사의 방법을 배워야 하며, 수련 과정에서 이 방법을 반드시 따라야 한다.

다음 장에서 설명하는 아사나들은 요가 수련의 치료적인 면에 해당한다. 나는 아사나들을 체계적으로 설명할 것이다. 그러니 수행자들은 설명되는 순서에 따라 주의 깊게 아사나들을 수련하고, 어느 아사나라도 건너뛰고 다른 아사나로 넘어가지 말아야 한다.

일 년 중 겨울은 요가를 시작하기에 가장 좋은 시기이며, 수행자는 새벽 5시 이전에 요가를 수련해야 한다. 그러나 겨울에는 불 옆에서 몸을 풀거나 조깅으로 몸을 푸는 것은 피해야 한다. 지나친 성생활도 마찬가지다. 수행자들은 이 점을 잊지 말아야 한다.

"스티라이랑가이스 투쉬투바굼사스타누비히
비야쉐마 데바히탐 야다유후
옴 샨티 샨티 샨티."
〔신을 찬양하는 동안, 우리가 강하고 튼튼한 팔다리로
신께서 주신 삶을 누리게 하소서.
옴, 평화 평화 평화.〕
— 리그 베다 중 '샨티 만트라'

---

34. 바마나(Vamana)는 아쉬탕가 요가의 아사나와 프라나야마에 관한 권위 있는 문헌인 《요가 코룬다》의 저자이다.

수리야 나마스카라와 요가 아사나

수리야 나마스카라

　수리야 나마스카라(surya namaskara; 태양 경배) 수련은 먼 옛날부터 전해 내려왔으며, 인간의 삶을 천국과 같이 더없이 행복하게 만드는 힘이 있다. 또한 수리야 나마스카라를 수련하는 사람들은 기쁨을 얻고 행복과 만족을 경험하며 노화와 죽음에 굴복하지 않을 수 있다.[35]

　그런데 요즘 사람들은 조상의 전통과 수련법을 배우지 않고 감각 기관을 제어하지도 않은 채 그저 방종에 빠져 눈앞의 이익을 위해 정신의 힘을 파괴하고 있다. 이들은 단지 볼 수 없다는 이유로 실재를 부정하여 삶을 비참하게 만들고, 질병과 가난, 죽음에 굴복한다. 하지만 이들이 조상의 전통을 따른다면 몸과 마음의 능력이 개발될 것이며, 그리하여 참나

---

35. 가장 위대한 요가 수행자들은 죽음까지 정복하는 능력을 지닐 수 있다고 한다. 생명은 호흡의 제어를 통해 연장될 수 있기 때문이다.

의 본질을 깨달을 수 있을 것이다. 경전은 이렇게 말하고 있다. "나얌 아트마 발라히네나 라비야하(힘이 없는 자는 참나를 얻을 수 없다.)"36) 몸과 감각 기관과 마음이 강해져야 건강하고 바르게 살 수 있고, 오래 살고 지성적인 삶을 살 수 있으며, 마침내 영원한 해방에 이를 수 있을 것이다. 그러므로 건강하고 바르고 지성적인 삶을 살면서 장수를 누리고 싶다면, 조상의 전통과 길을 결코 잊지 말아야 한다.

위대한 현자들은 다음과 같은 교훈을 주었다. "샤리라마디얌 칼루 다르마 사다남(첫째 의무는 몸을 돌보는 것이다. 몸은 영적인 삶을 추구하는 수단이기 때문이다.)" 이 교훈에 따라 우리 조상들은 몸을 건강하게 하는 방법들을 발견했다.37) 그들은 이러한 방법들이 경전에 위배되지 않고 일치해야 하며, 수리야 나마스카라와 요가의 단계들을 통해서만 그렇게 할 수 있다는 것을 알고 있었다. 그래서 요가라는 학문을 공부하고 수련했으며, 그로 인해 기쁨을 얻게 되었다. 그 옛날에는 인도 어디에서나 모든 계층의 사람들이 요가 경전에 설명된 수리야 나마스카라를 수련했다. 건강을 위해서는 반드시 태양신의 축복을 받아야 한다는 것을 알았기에 그들은 당연히 해야 할 일로 여기며 날마다 수리야 나마스카라를 행했다. "아로기얌 바스카랏 이쳇(태양으로부터 건강을 얻기를 바라야 한다.)"는 말씀을 곰곰이 생각해 보면, 태양신의 축복을 받은 사

---

36. 문다카 우파니샤드 3권 2장 3절
37. 《Meditation and Spiritual Life》, Swami Yatishwaranada, Ramakrishna Ashram, Bangalore.

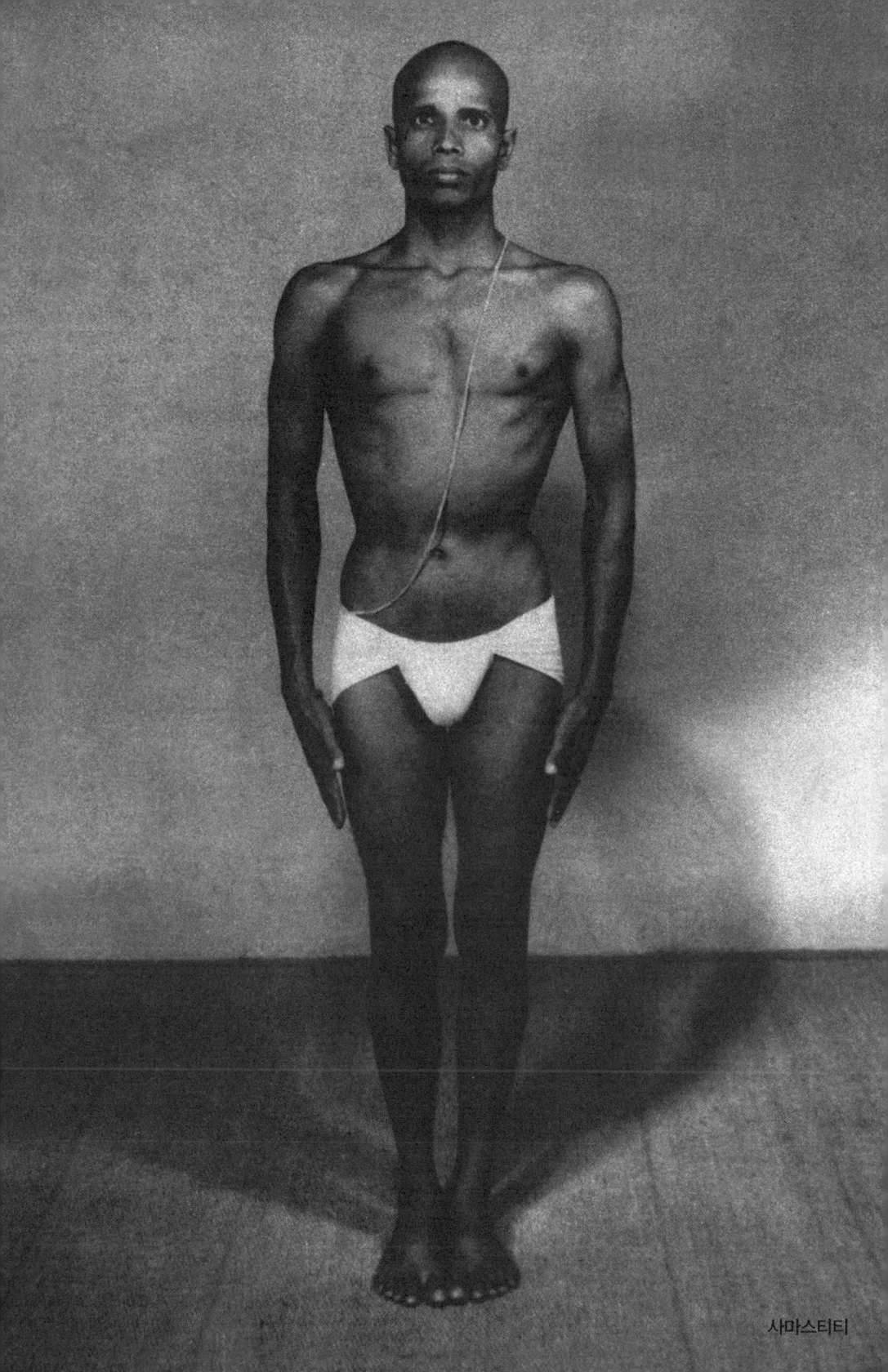

사마스티티

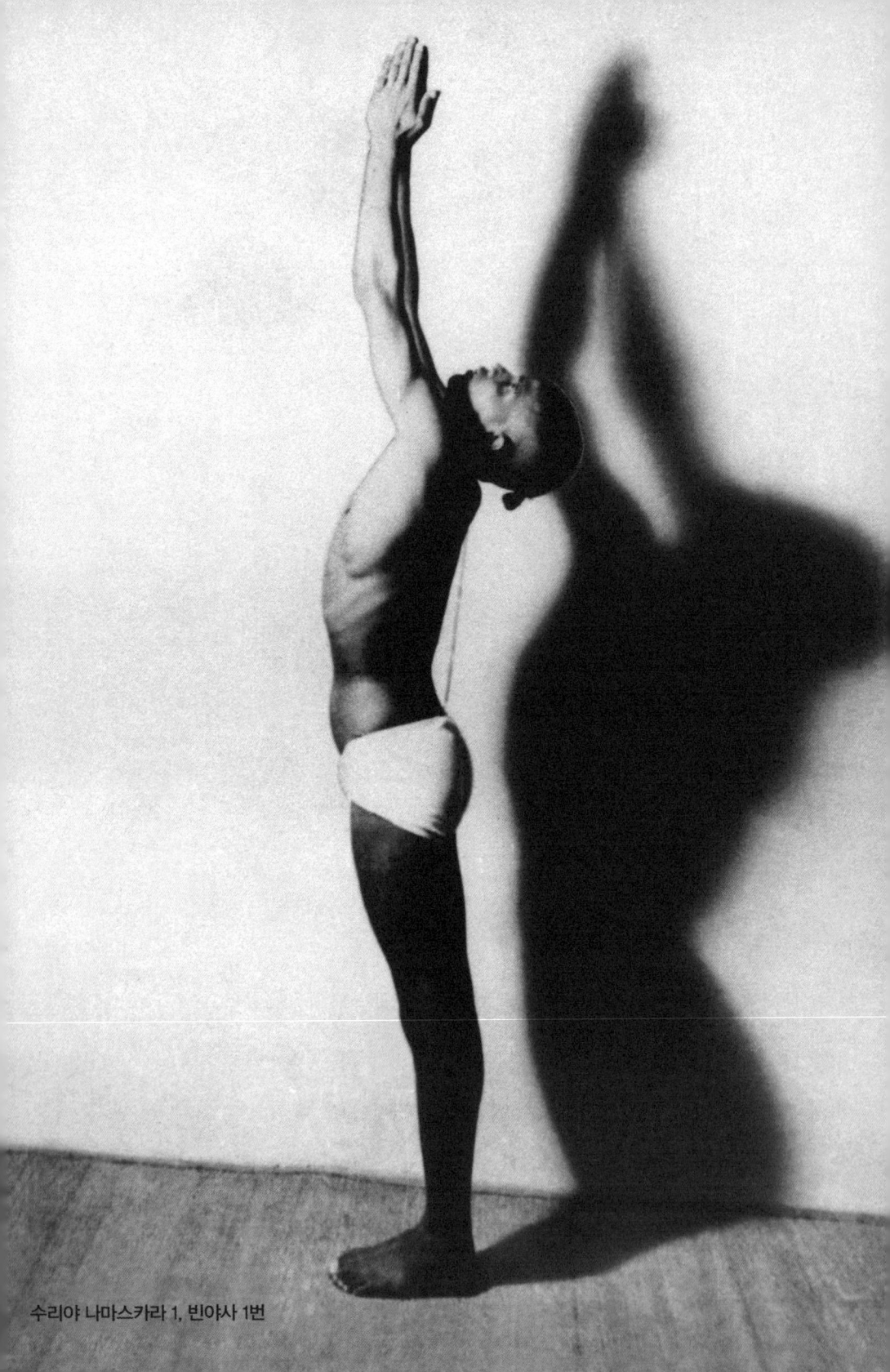

수리야 나마스카라 1, 빈야사 1번

람이 건강한 삶을 산다는 점을 분명히 알 수 있다. 그러므로 최고의 재산인 건강을 얻기 위해서는 태양신의 축복을 구해야 한다.

이러한 축복을 얻으려면 수리야 나마스카라를 경전의 규칙에 맞게 행해야 한다. 태양 경배 의식은 항상 나마스카라 형식으로 행해야 한다. 경배의 형태는 많지만 그 중에서 나마스카라 형식만이 중요하기 때문이다. 경전에서는 "나마스카라프리야 수리야하(태양은 나마스카라를 사랑한다)."라고 말한다. 그러므로 나마스카라를 할 때는 마음 내키는 대로 하면 안 되며 반드시 경전이 정한 방법에 따라 행해야 한다. 경전의 말씀을 거스르지 않고 규칙에 따라 나마스카라를 행해야만 건강을 주관하는 태양신이 기뻐하며 우리에게 풍부한 생명력을 주고 우리를 보호해 줄 것이기 때문이다. 요컨대, 건강이라는 행운을 얻으려면 경전이 정해 놓은 길을 따라 수리야 나마스카라를 행해야 한다.

경전(샤스트라)들은 둔한 사람들도 만트라의 의미를 이해할 수 있도록 쉽게 설명한다. 태양신에 관련된 만트라의 의미를 설명하는 경전들은 다음과 같이 태양신을 찬미하며 기도드린다. "바드람 카르네비히 슈루누야마 데바하, 바드람 파쉬예마, 악샤비르 야자트라하(오, 신이시여, 우리가 헌신하는 동안 귀로 상서로운 것을 듣고 눈으로 상서로운 것을 보게 하소서.)" 이 만트라의 목적은 감각의 힘을 키움으로써 모든 감각 대상들 속에 있는 신성함을 알아차리려는 것이다. 이것은 단순히 몸과 감각 기관, 마음의 힘을 키우고 병을 없애기 위한 기도가 아니라, 윤회하는 존재로부터의 궁극적인 해방과 내면의 행복을 위한 기도이다. 이러한 행복을 얻고 싶다면 아프지 않고 건강해야 한다. 그러므로 건강해

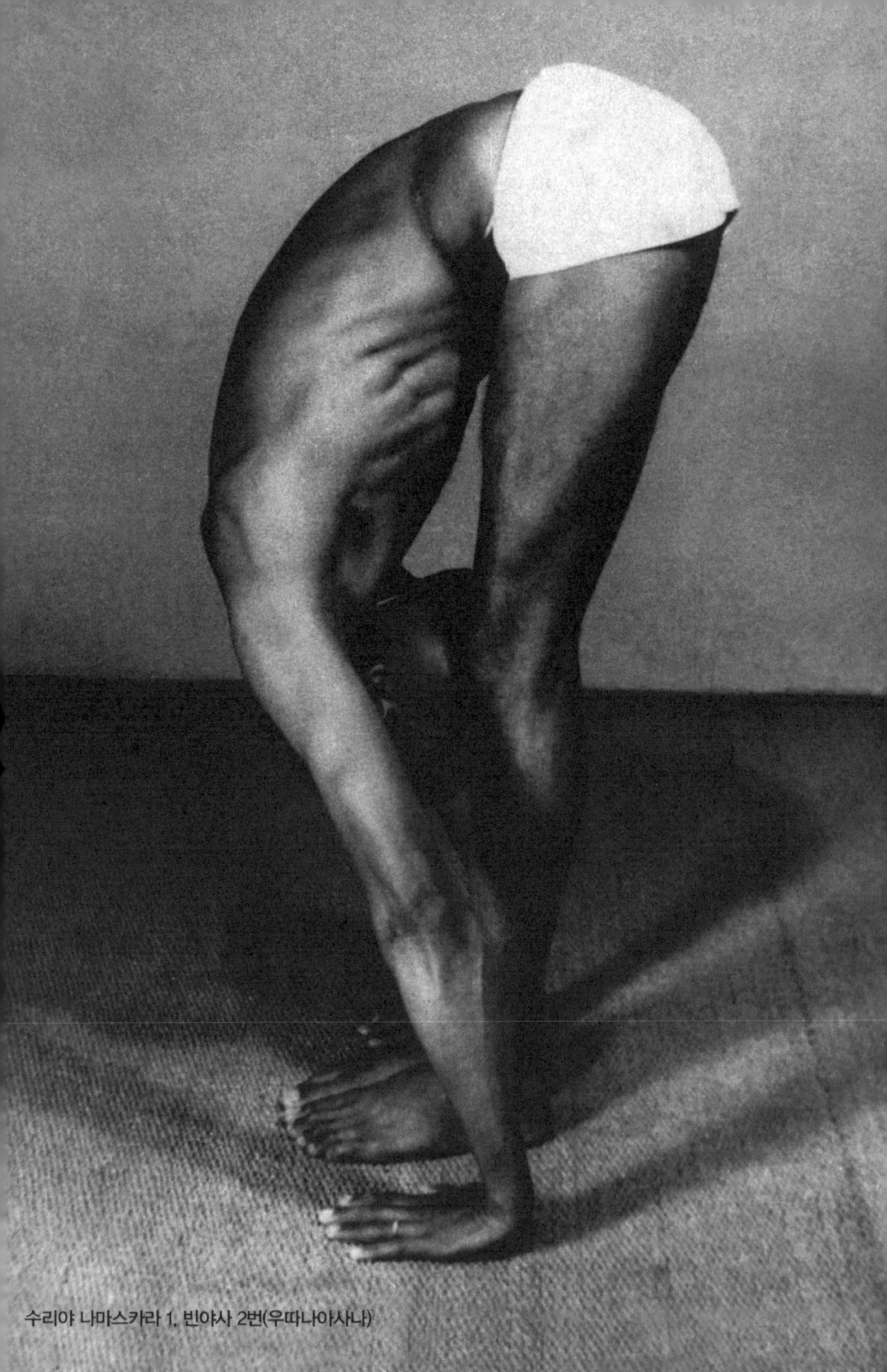

수리야 나마스카라 1. 빈야사 2번(우따나아사나)

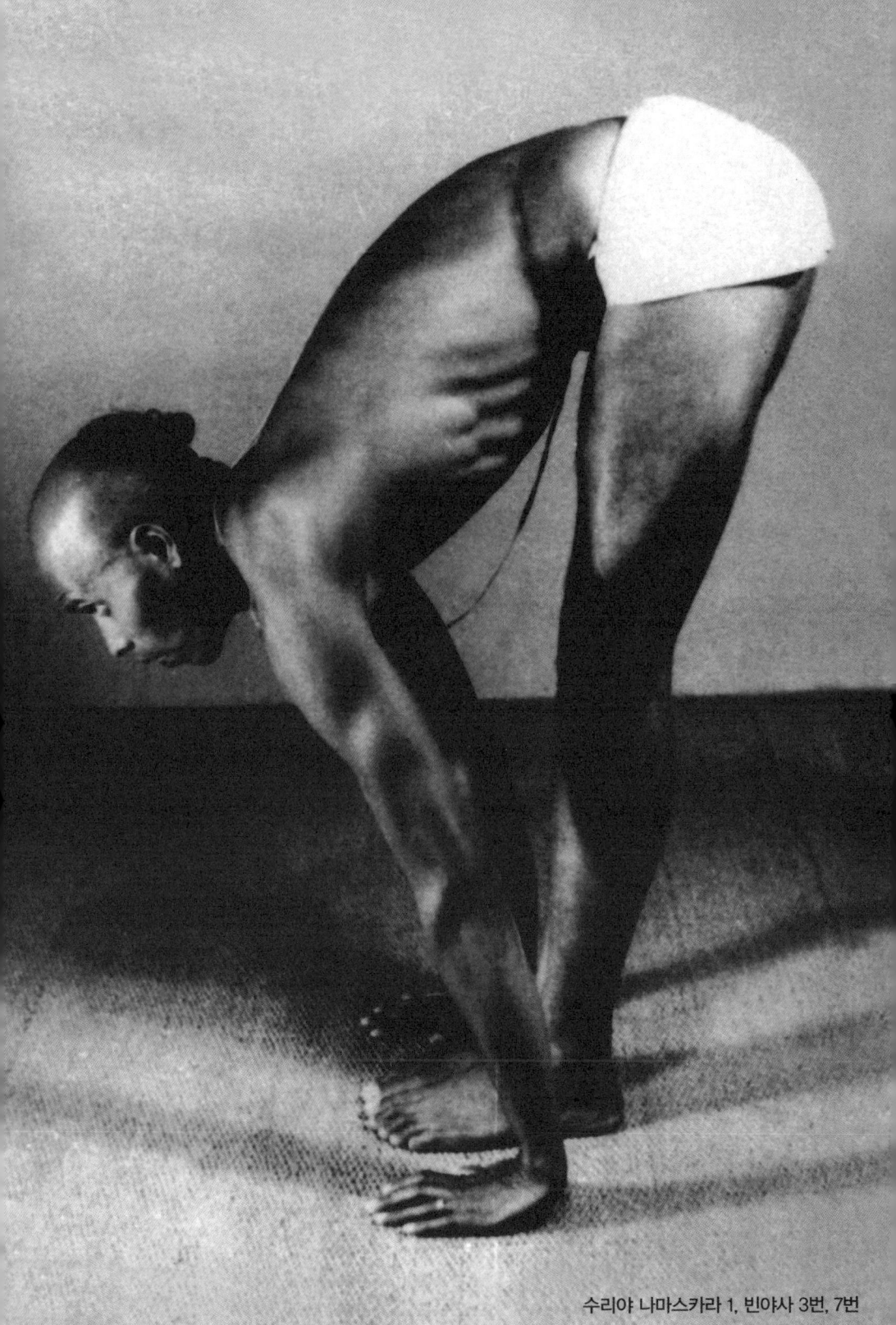

수리야 나마스카라 1, 빈야사 3번, 7번

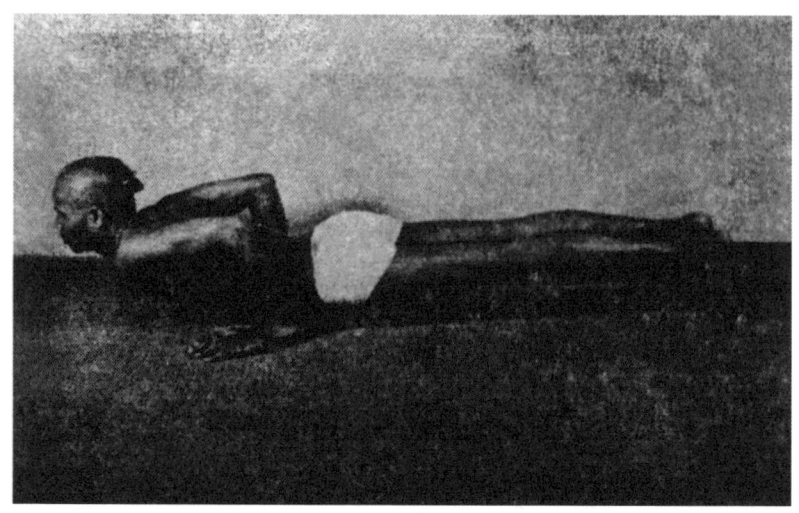

수리야 나마스카라 1, 빈야사 4번; 수리야 나마스카라 2, 빈야사 8번, 12번
(차투랑가 단다아사나)

지려면 경전에서 정한 대로 수리야 나마스카라를 해야 한다.

 수리야 나마스카라를 행하는 방법에 대해서는 여러 사람들이 여러 가지로 설명하고 있다. 어느 것이 옳은 방법인지 단정지어 말할 수는 없지만, 요가라는 학문을 살펴보면, 수리야 나마스카라의 전통이 주로 빈야사(호흡과 동작의 연결 체계) 방식, 즉 레차카(숨 내쉬기)의 동작들과 푸라카(숨 들이쉬기)의 동작들, 그리고 명상을 따르고 있음을 알게 된다. 요가 경전에 따르면, 이러한 전통에는 빈야사, 레차카와 푸라카, 디야나(dhyana; 명상), 드리쉬티(drishti; 어느 지점을 바라보거나 응시하기), 반다(근육 수축 또는 잠금)가 포함된다. 요기들이 경험을 통해 알려주듯이 이것은 수리야 나마스카라를 배울 때 반드시 따라야 하는 방법이다. 만일 지금까지 말한 규칙을 따르지 않고 태양 경배를 한다면, 이는 운동이나 마찬가지이며 진정한 수리야 나마스카라라고 할 수 없다.

수리야 나마스카라에는 두 가지가 있으며, 첫 번째는 9개, 두 번째는 17개의 빈야사로 이루어져 있다. 빈야사, 레차카, 푸라카, 반다, 디야나, 트라타카(trataka; 응시하기) 등의 방법을 배우려면 반드시 삿구루의 지도를 받아야 한다. 이러한 스승에 의지하지 않고 혼자 요가를 배우려고 하는 것은 옳지 않기 때문이다. 하지만 요가 경전에 정통하고 직접 실천하는 삿구루의 안내를 받으며 경전의 길을 따르고 실천한다면, 세 가지 병이 사라지고 건강한 삶을 살게 될 것이다. 38)

사람들은 흔히 정신적인 병에는 약이 없다고 믿는다. 그러나 경전에서는 수리야 나마스카라로 정신적인 병도 치료할 수 있다고 말한다. 만일 우리가 "흐리드로기얌 마마 수리야 하리마남 차 나샤야[없애 주소서, 오, 태양이시여, 내 가슴과 마음의 건강에 해로운 창백함을.]"라는 만트라의 의미를 곰곰이 숙고해 본다면, 정신적인 병들뿐 아니라 프라랍다 카르마(prarabdha karma; 현생에 결실을 맺고 있는, 전생에서 행한 행위들의 결과)로 인한 질병들까지도 없어질 수 있다는 것을 알 수 있다. 우리의 조상은 만트라들을 공부하고 그 의미를 이해했으며 실천에 옮겼다. 그 결과 건강하고 튼튼하고 총명한 상태로 장수했으며, 병이나 죽음, 가난에 굴

---

38. 세 가지 병이란 마나시카(manasika; 정신적), 데시카(desika; 신체적), 아디얏미카(adhyatmika; 영적)를 말한다.

복하지 않았고, 신을 알게 되었으며, 더없는 행복과 하나가 된 것은 물론, 영원한 만족을 얻었다.

그러므로 수리야 나마스카라를 행하는 경전의 길을 따르면 한센병이나 간질, 황달과 같은 심한 질병들까지 대부분 나을 것이다. 이 점에 대해 의심이나 불신을 품을 필요가 없다. 어떤 사람들은 한센병과 같은 질병 때문에 수년간 의학적 치료를 받아도 낫지 않았지만, 수리야 나마스카라와 아사나, 프라나야마를 5개월 남짓 수련하고 나서 병에 차도가 있다는 것을 알 수 있었다. 이는 나의 경험으로 확인된 사실이다. 요가와 수리야 나마스카라를 수련하는 사람들은 질병의 희생양이 되지 않을 것이다. 그러니 요가 수행자는 모든 의심과 두려움을 뒤로한 채 요가를 수련해야 한다.

한 곳에서 장시간 앉거나 서서 일하는 사람들 중에는 관절에 통증을 느껴서 일어나고 앉을 때 어려움을 느끼는 사람들이 있다. 온갖 종류의 의학 치료를 받아 보지만 아무런 소용이 없다. 그러나 이런 질병도 수리야 나마스카라를 통해 확실히 나을 수 있다. 요기(요가 마스터)들은 이러한 고통이 나디와 관련이 있다고 말한다. 모든 선업(善業)을 짓는 토대인 몸을 최대한 질병과 같은 장애물에 시달리지 않고 순수하게 유지하려면 수리야 나마스카라와 요가 아사나가 매우 중요하다. 특히나 요즘 같은 세상에서는 남녀노소를 막론하고 모두에게 중요하다. 만일 모두가 수리야 나마스카라와 요가 아사나의 효용을 알고 수련하며 가족들에게 이 전통을 가르친다면, 우리의 성스러운 땅 인도가 새로운 에너지로 충만하여 기뻐할 것이라고 자신 있게 말할 수 있다. 만일 정부가 수리야 나마스카라와 요가 아사나의 효용을 이해하고 모든 학생이 의무적으로 배우도록 한다면, 학생들의 삶이 순수해질 것이며 이는 세상에 대한 크나큰 봉사가 될 것이다. 그렇게 되면 어머니 인도는 참으로 기뻐할 것이다. 그러므로 우리는 베다 문화와 함께 전해 내려온 요가의 지식이라는 이 신성한 빛의 횃불을 후대에 전해야 하며 그 불꽃을 영원히 밝혀야 한다.

수리야 나마스카라 1의 방법

수리야 나마스카라 1은 9개의 빈야사로 이루어져 있다. 처음에는 두 다리를 모으고 양발의 발꿈치와 엄지발가락까지 서로 맞닿게 한 뒤, 가슴을 위로 들어 올리고, 고개를 살짝 아래로 숙이며, 똑바로 서서 코끝을 응시한다. 이 자세를 사마스티티(samasthiti)라고 하며, 똑바로 선 자세를 뜻한다. 이제 코로 숨을 천천히 들이쉬면서 양팔을 머리 위로 들어 올려 쭉 펴고, 양손을 합장한 상태에서 고개를 약간 뒤로 젖히면서 손가락 끝을 바라본다. 이것이 빈야사 1번이다. 다음에는 숨을 천천히 내쉬면서 양손으로 양발 옆의 바닥을 누르고, 무릎을 곧게 편 채 천천히 무릎에 코를 댄다. 이것이 빈야사 2번이다(84쪽 사진). 이제 숨을 들이쉬면서 고개만 들어올린다. 이것이 빈야사 3번이다. (이후의 모든 빈야사들은 사진을 참조하라). 다음에는 숨을 내쉬면서 양손을 바닥에 대고 누르는 상태에서, 점프하여 다리를 뒤로 쭉 뺀다. 팔의 각도를 직각에 가깝게 하며, 몸을 똑바로 쭉 펴고 양손과 발가락으로만 몸을 지탱한다. 이것이 빈야사 4번이다. 이제 숨을 들이쉬면서 양손의 힘으로 가슴을 앞

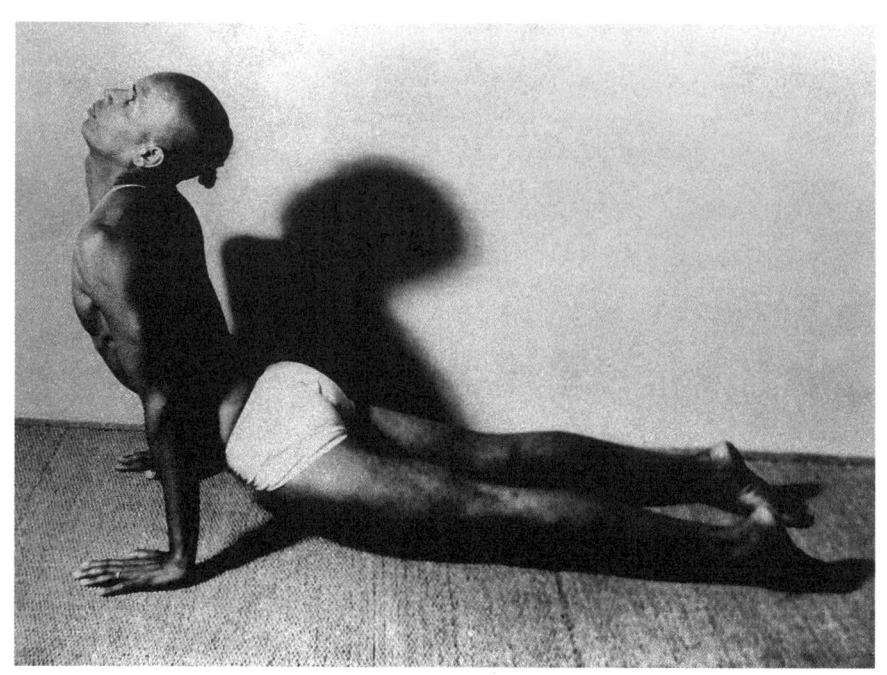

수리야 나마스카라 1, 빈야사 5번; 수리야 나마스카라 2, 빈야사 9번, 13번
(우르드바 무카 스바나아사나)

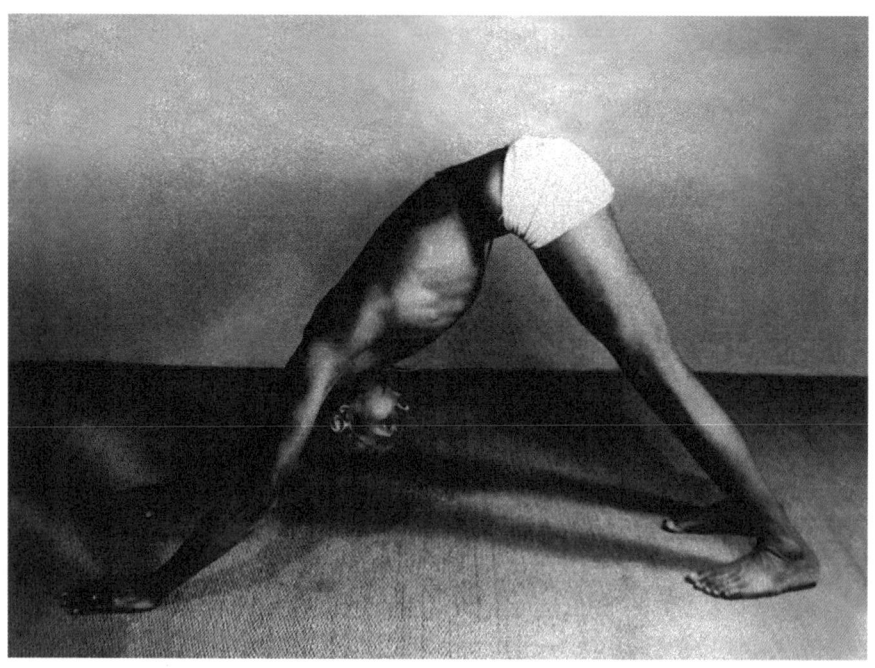

수리야 나마스카라 1, 빈야사 6번; 수리야 나마스카라 2, 빈야사 10번, 14번
(아도 무카 스바나아사나)

으로 내밀고, 머리를 위로 들어 올리며 허리를 뒤로 젖힌다. 허벅지나 무릎이 바닥에 닿지 않은 상태로 팔을 곧게 펴고, 양발을 뻗되 발가락이 바닥을 향하고 발등이 바닥을 누르게 한다. 이것이 빈야사 5번이다. 어느 빈야사를 하든지 몸은 늘 팽팽하고 곧게 펴야 한다. 다음에는 숨을 내쉬면서 허리를 들어 올리고 고개를 아래로 숙이며, 발뒤꿈치로 바닥을 누른다. 복부를 완전히 안쪽으로 끌어당기고, 배꼽을 응시하면서 자세를 유지한다. 이것이 빈야사 6번이다. 다음으로 빈야사 7번은 빈야사 3번의 방법을 따른다. 즉, 빈야사 6번에서 빈야사 7번으로 넘어가는 동안 숨을 들이쉬며, 앞으로 점프하여 양발이 양손 사이에 오게 하고, 두 다리를 밀착시킨 뒤, 발을 모으고 무릎을 곧게 펴면서 일어선다. 그 다음 빈야사 8번은 빈야사 2번, 빈야사 9번은 빈야사 1번의 방법을 그대로 따른다. 그런 뒤에는 사마스티티 자세로 똑바로 서야 한다.

이것이 수리야 나마스카라 1의 방법이며, 때로는 만트라를 영송하면서 수리야 나마스카라를 하기도 한다. 수리야 나마스카라 1을 위해서는 명상과 드리쉬티(지점 응시하기)가 매우 중요한데, 사마스티티를 할 때는 나사그라 드리쉬티(코끝 응시하기)를 하고, 빈야사 1번을 할 때는 브루마디야 드리쉬티(미간 응시하기)를 하며, 빈야사 2번을 할 때는 다시 나사그라 드리쉬티를 하고, 빈야사 3번을 할 때는 다시 브루마디야 드리쉬티를 한다. 다시 말해, 홀수 빈야사를 할 때는 미간에 초점을 맞추어 응시해야 하고, 짝수 빈야사를 할 때는 코끝을 응시해야 하는 것이다. 이와 함께 짝수 빈야사를 할 때는 레차카(숨 내쉬기)를 하고, 홀수 빈야사를 할 때는 푸라카(숨 들이쉬기)를 한다. 대체로 레차카와 푸라카를 하는 방법

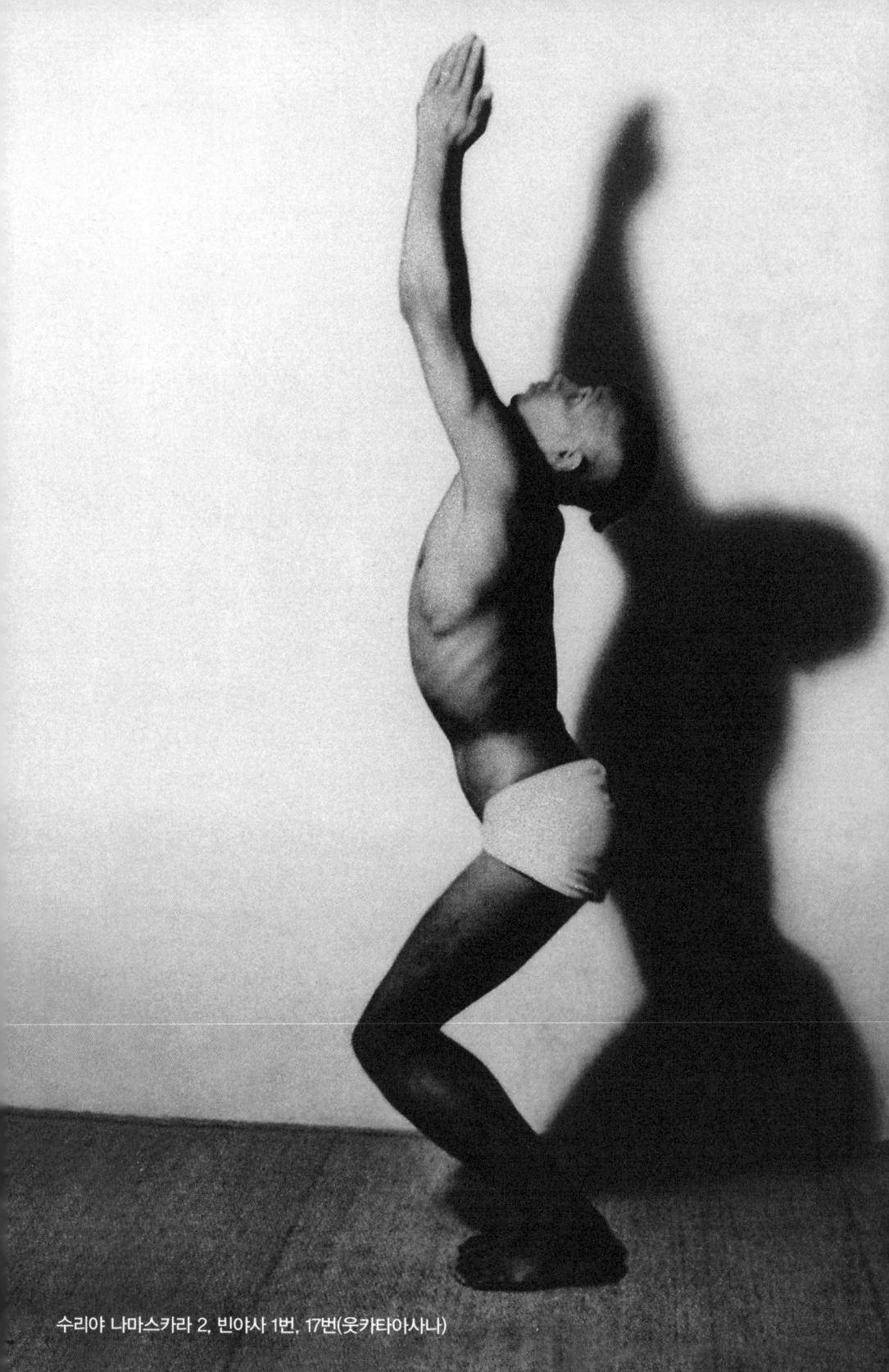

수리야 나마스카라 2, 빈야사 1번, 17번(웃카타아사나)

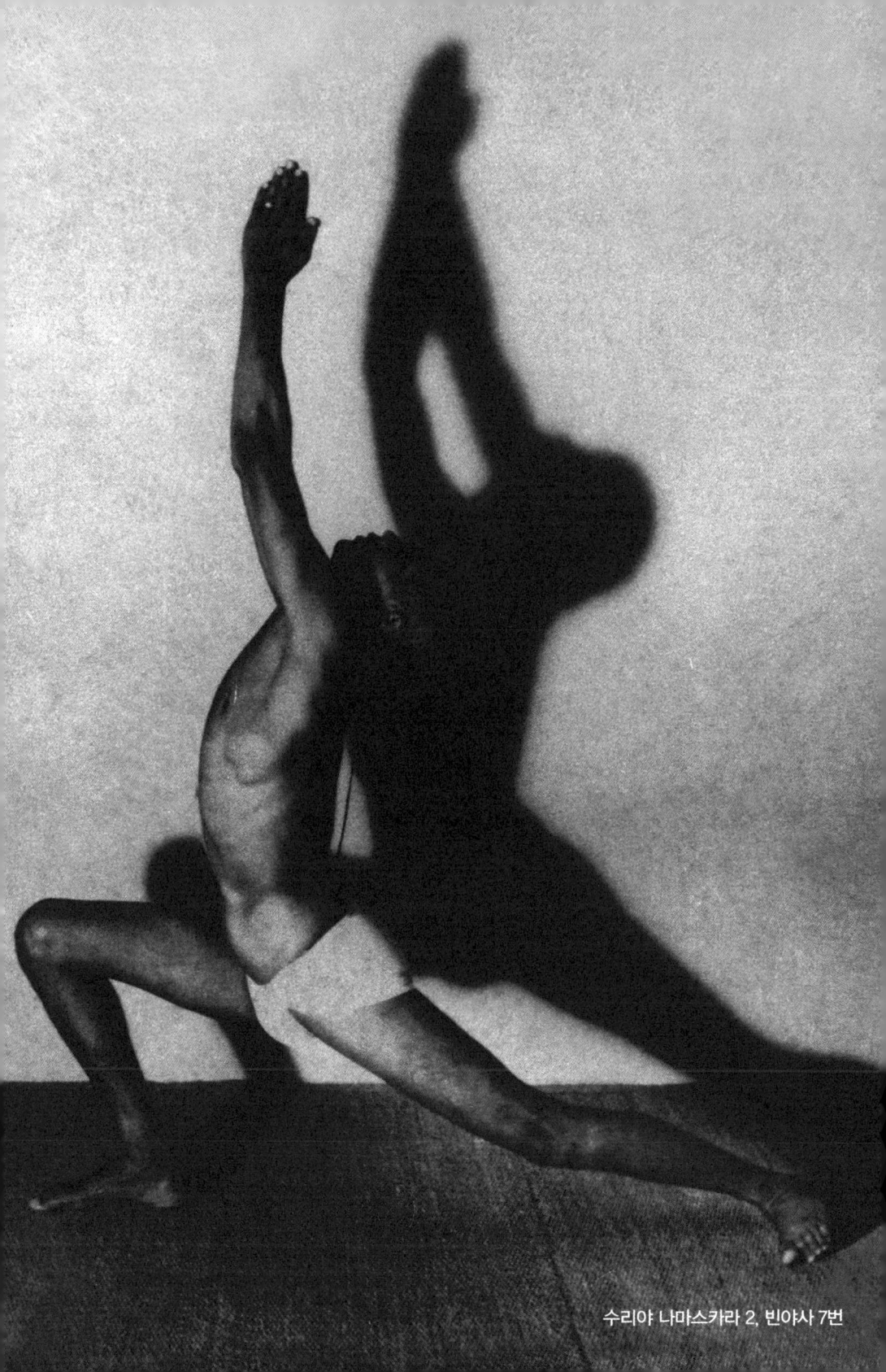

수리야 나마스카라 2, 빈야사 7번

은 앞으로 나올 모든 빈야사와 아사나에 동일하다. 사다카(sadhaka; 영적 수행자)라면 끈기 있게 이것을 배워야 한다.

수리야 나마스카라 2의 방법

수리야 나마스카라 2는 17개의 빈야사로 이루어져 있으며, 레차카와 푸라카의 동작들은 수리야 나마스카라 1과 동일하다. 처음에는 수리야 나마스카라 1처럼 양다리를 붙이고 똑바로 선다. 다음에는 숨을 들이쉬면서 양무릎을 붙여 굽히고 가슴을 들어 올린 뒤, 양팔을 머리 위로 들어 올려 쭉 펴고, 양손을 합장한 상태에서 고개를 약간 뒤로 젖히면서 손가락 끝을 응시하며 선다. 이것이 빈야사 1번이다(92쪽 사진). 다음에는 수리야 나마스카라 1처럼 숨을 내쉬면서 양다리를 곧게 펴고(무릎은 굽히지 않는다), 양손으로 양발 옆의 바닥을 누른 뒤 무릎에 코를 댄다. 이것이 빈야사 2번이다. 이제 천천히 숨을 들이쉬면서 등을 곧게 펴고 고개만 들어 올린다. 이것이 빈야사 3번이다. 다음에는 천천히 숨을 내쉬면서, 수리야 나마스카라 1에서 설명했듯이 점프하여 다리를 뒤로 쭉 빼 몸을 막대 모양으로 편 뒤, 손의 힘으로 몸을 지탱하면서 고개를 약간 들어 올린 채 잠시 자세를 유지한다. 이것이 빈야사 4번이다. 이제 숨을 들이쉬면서 팔의 힘으로 몸을 앞으로 내밀고, 가슴을 들어 올리면서 등을 뒤로 젖히며, 양다리는 똑바로 쭉 펴고, 발등으로 바닥을 누른 채 잠시 쉰다. 이것이 빈야사 5번이다. 다음에는 숨을 내쉬면서 허리를 위로 들어 올리고, 발뒤꿈치로 바닥을 누르며, 고개는 비스듬히 숙이고, 복부를 안쪽으로 바짝 당기면서 배꼽을 응시한다. 이것이 빈야사 6번이다. 다음에는 숨을 들이쉬면서, 바닥을 누르고 있는 양손 사이로 오른발을 내민 뒤, 오른쪽 무릎을 굽히고 왼쪽 허벅지와 무릎은 뒤로 쭉 편다. 양팔을 머리 위로 들어 쭉 편 뒤 양손을 모아 합장하고, 가슴을 펴고 머리는 약간 뒤로 젖힌 뒤 손가락 끝을 응시하며 잠시 쉰다. 이것이 빈야사 7번이다(93쪽 사진). 빈야사 8번은 빈야사 4번의 방법을 따르고, 빈야사 9번은 빈야사 5번, 빈야사 10번은 빈야사 6번의 방법을 따른다. 빈야사 11번은 빈야사 7번의 방법을 따르지만, 오른쪽 다리가 아닌 왼쪽 다리를 앞으로 내딛는다는 점을 유념해야 한다. 그 뒤 빈야사 12번은 다시 빈야사 4번의 방법을 따르고, 빈야사 13번은 빈야사 5번, 빈야사 14번은 빈야사 6번을 따른다. 빈야사 15번은 빈야사 3번, 빈야사 16번은 빈야사 2번, 빈야사 17번은 빈야사 1번의 방법을 따른다. 마지막은 사마스티티로 마무리한다.

수리야 나마스카라 2의 빈야사와 레차카, 푸라카는 수리야 나마스카라 1에서 설명한 방법을 따른다. 수리야 나마스카라 2가 수리야 나마스카라 1과 유일하게 다른 점은 빈야사 1번과 7번, 11번, 17번의 형태가 다르다는 것이다. 그 밖의 나머지 빈야사는 수리야 나마스카라 1과 동일하다. 앞에서 말했듯이 짝수 빈야사에서는 숨을 내쉬고, 홀수 빈야사에서는 숨을 들이쉬어야 한다.

요가 수행자는 이러한 방법을 잘 알아야 하며, 구루에게 배우는 것이 가장 좋다. 그리고 수리야 나마스카라와 아사나 수련을 할 때는 쿰바카(숨 참기)를 하지 않는다는 점도 명심해야 한다. 수리야 나마스카라를 경전의 규칙대로 수련하는 사람들은 지금까지 설명한 드리쉬티와 반다,

디야, 레차카, 푸라카를 항상 유념해야 한다. 수리야 나마스카라를 마친 뒤에는 파드마아사나 자세로 앉아 신에 대한 경배나 다른 종교적 행위를 행해야 한다. 아사나를 수련하는 사람은 반드시 먼저 수리야 나마스카라를 한 후 아사나를 수련해야 할 것이다. 이것은 규칙이다. 이 규칙을 따르는 사람들은 원하는 모든 것을 받을 것이다.

이것으로 수리야 나마스카라에 대해 마무리하겠다.

요가 아사나

수리야 나마스카라를 마친 뒤에는 지금부터 설명하는 방식으로 아사나를 수련해야 한다.

1. 파당구쉬타아사나

파당구쉬타아사나(Padangushtasana)는 3개의 빈야사로 이루어져 있으며, 이 중 빈야사 2번이 아사나 상태이다.[39]

방법

먼저 똑바로 선다. 코로 숨을 깊이 들이쉬며 다리를 15센티 정도 너비

---

39. 아사나 상태란 그 아사나의 핵심적인 자세를 가리킨다.

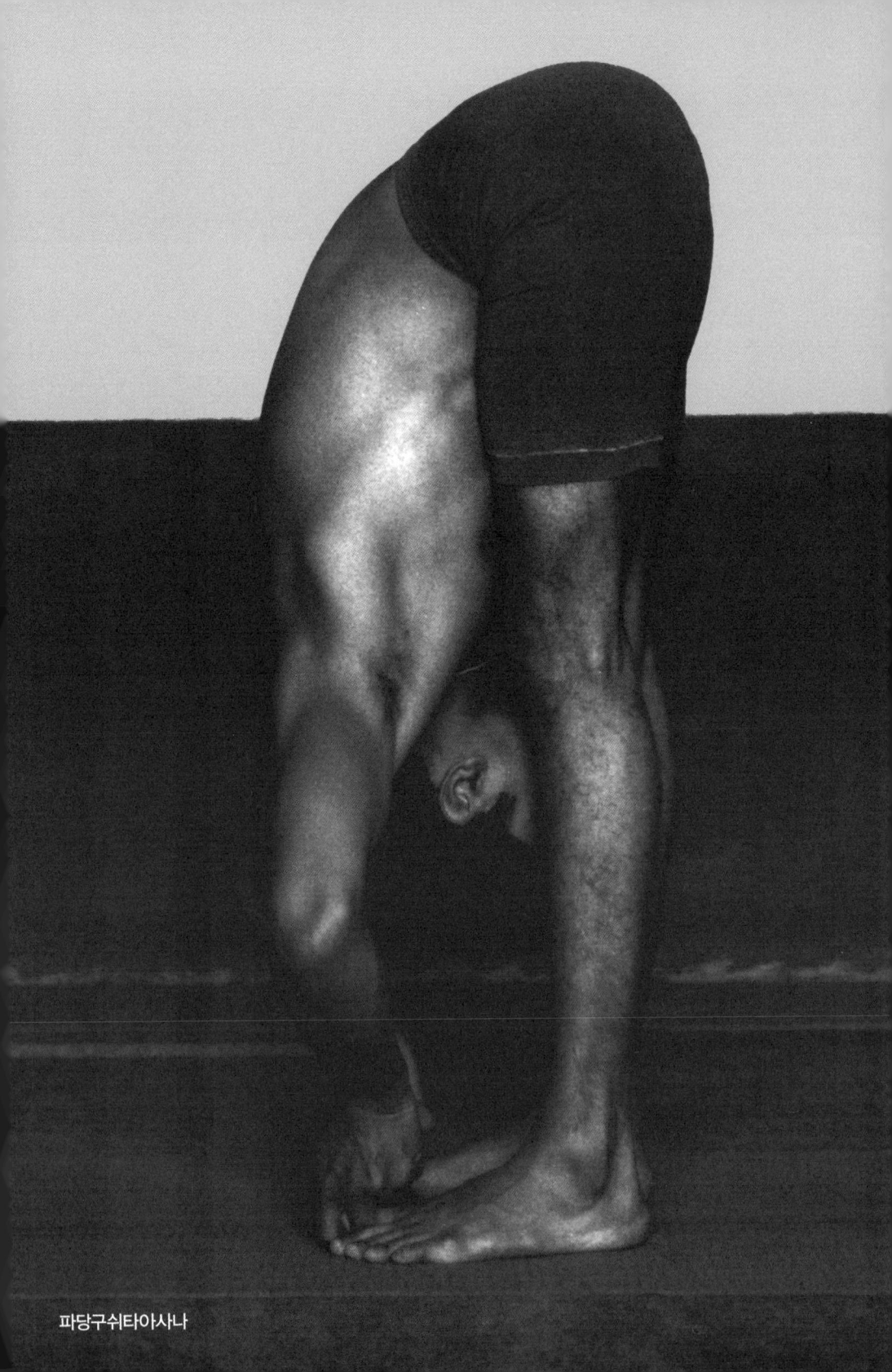
파당구쉬타아사나

로 벌리고, 천천히 숨을 내쉬면서 몸을 굽혀 검지와 중지로 두 엄지발가락을 잡고, 무릎을 굽히지 않은 채 머리와 가슴을 완전히 치켜들고, 숨을 들이쉬는 동안 자세를 유지한다. 이것이 빈야사 1번이다. 다음에는 숨을 내쉬면서 아랫배를 집어넣고, 머리를 두 무릎 사이에 대며 무릎을 편 뒤, 자세를 유지하면서 푸라카와 레차카를 최대한 많이 한다.[40] 이것이 빈야사 2번이다(98쪽 사진). 다음에는 숨을 들이쉬면서 천천히 고개를 들고, 손가락으로 두 엄지발가락을 잡은 채로 자세를 유지한다. 이것이 빈야사 3번이다. 이제 숨을 내쉬고 사마스티티로 돌아온다. 이 아사나 상태에 있는 동안에는 아랫배를 바짝 당겨야 하며, 레차카와 푸라카를 천천히 최대한 많이 해야 한다. 이것이 파당구쉬타아사나 수련 방법이다.

효과

파당구쉬타아사나는 아랫배의 지방을 분해하며, 칸다(kanda; 항문 부위에 있는 달걀 모양의 신경총)와 직장을 정화한다.

---

40. 여기에서는 어느 아사나에 대한 설명이든 레차카(숨 내쉬기)와 푸라카(숨 들이쉬기)를 최대한 많이 하라는 지침이 주어진다. 그러나 각 자세당 5~8회 정도 숨을 들이쉬고 내쉬는 것으로 충분하다. 특정 질병을 치료하기 위해서는 그 질병에 대해 치료 효과가 있는 자세로 50~80번 정도 호흡을 해야 할 수도 있다.

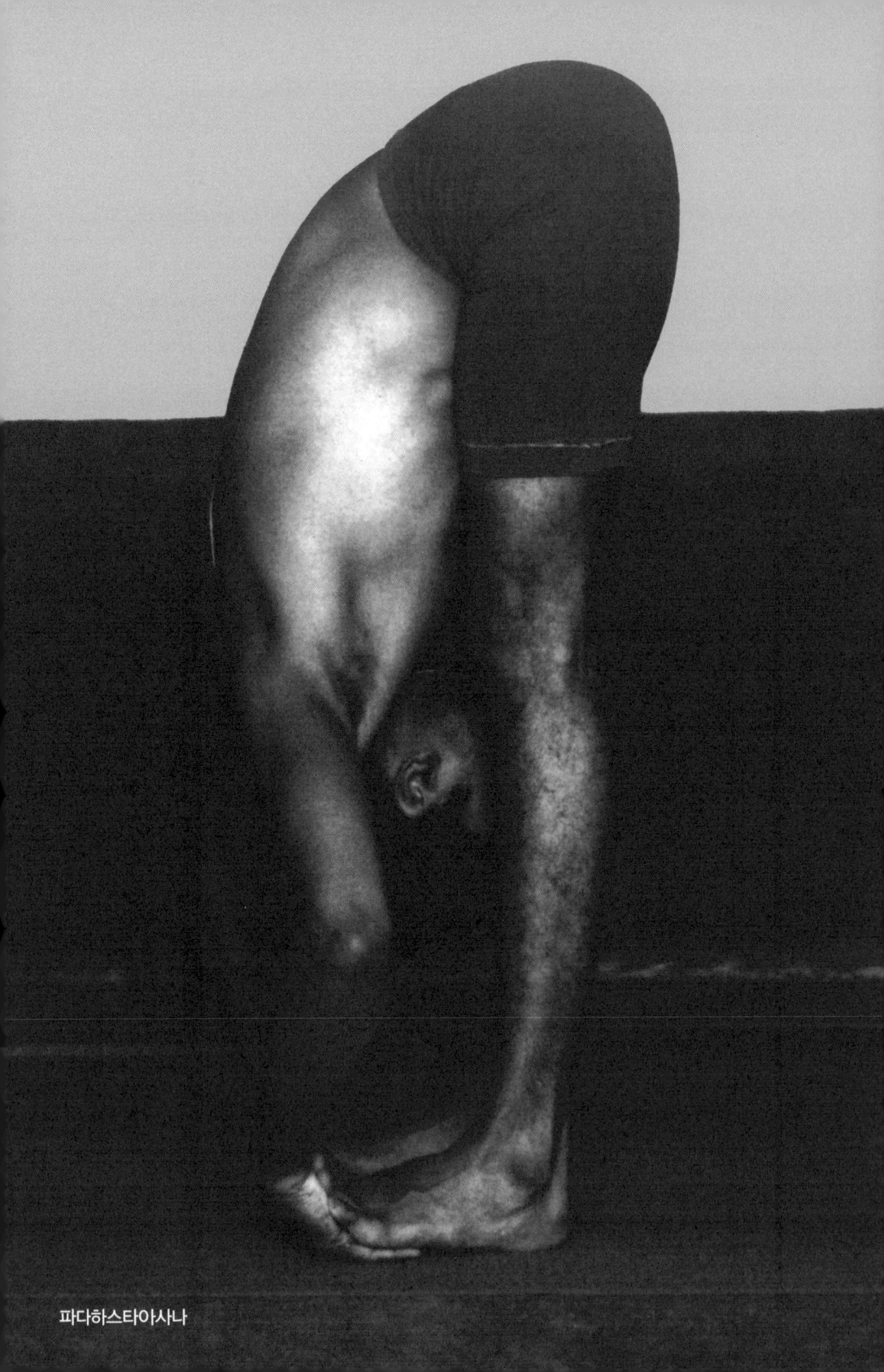
파다하스타아사나

2. 파다하스타아사나

파다하스타아사나(Padahastasana)는 3개의 빈야사로 이루어져 있으며, 이 중 빈야사 2번이 아사나 상태이다.

방법

먼저, 파당구쉬타아사나처럼 다리를 약 15센티 너비로 벌리고 선다. 숨을 들이쉰 뒤 내쉬면서 몸을 굽혀 양손바닥을 두 발 밑에 넣는다. 숨을 들이쉬면서 고개를 들고 자세를 유지한다. 이것이 빈야사 1번이다. 숨을 내쉬면서 머리를 무릎 사이에 대고, 무릎을 곧게 편 뒤 자세를 유지한다. 숨을 최대한 깊게 내쉬고 들이쉰다. 이것이 빈야사 2번이다. 다음에는 숨을 들이쉬면서 고개만 들어 올린다. 이것이 빈야사 3번이다. 그리고 앞의 아사나에서처럼 사마스티티 자세를 취한다. 아사나 상태에서는 아랫배를 안쪽으로 바짝 당겨야 하며, 레차카와 푸라카를 최대한 많이 한다.

효과

파다하스타아사나는 항문관과 신장, 아랫배를 정화한다.

3. 웃티타 트리코나아사나

웃티타 트리코나아사나(Utthita Trikonasana)는 5개의 빈야사로 이루어져 있으며, 이 중 빈야사 2번과 4번이 아사나 상태이다. 호흡은 앞의 경우와 동일하며, 수리야 나마스카라에서처럼 짝수 빈야사에서는 내쉬고, 홀수 빈야사에서는 들이쉬어야 한다. 수행자는 올바른 호흡 동작을 유념하여 제대로 행해야 한다.

방법

먼저 숨을 들이쉬면서 다리를 오른쪽으로 90센티가량 벌리고, 양팔을 가슴 높이에서 옆으로 쭉 벌린 뒤 자세를 유지한다. 이것이 빈야사 1번이다. 이제 오른발을 오른쪽으로 돌리고, 숨을 내쉬면서 몸을 굽혀 오른손으로 오른발의 엄지발가락을 쥔다. 왼손을 들어 올려 왼손가락 끝에 시선을 고정하고, 푸라카와 레차카를 천천히 최대한 많이 한다. 이것이 빈야사 2번이다. 빈야사 2번에서는 두 무릎을 곧게 펴야 한다(103쪽 사진). 다음에는 숨을 들이쉬면서 빈야사 1번 자세로 돌아와 정지한다. 이것이 빈야사 3번이다. 이제 왼발을 왼쪽으로 돌린 뒤, 숨을 내쉬면서 몸을 굽혀 왼손으로 왼발의 엄지발가락을 쥔다. 오른손을 들어 올려 오른손가락 끝을 응시하고, 푸라카와 레차카를 최대한 많이 한다. 이것이 빈야사 4번이다. 다음에는 숨을 들이쉬면서 빈야사 1번 자세로 돌아온다. 이것이 빈야사 5번이다. 그 뒤에는 사마스티티로 돌아온다.

효과

웃티타 트리코나아사나는 허리의 안 좋은 지방을 분해하고, 몸매를 잡아 준다. 또한 호흡 통로의 좁아진 부분을 넓혀 주고 척추를 강화시

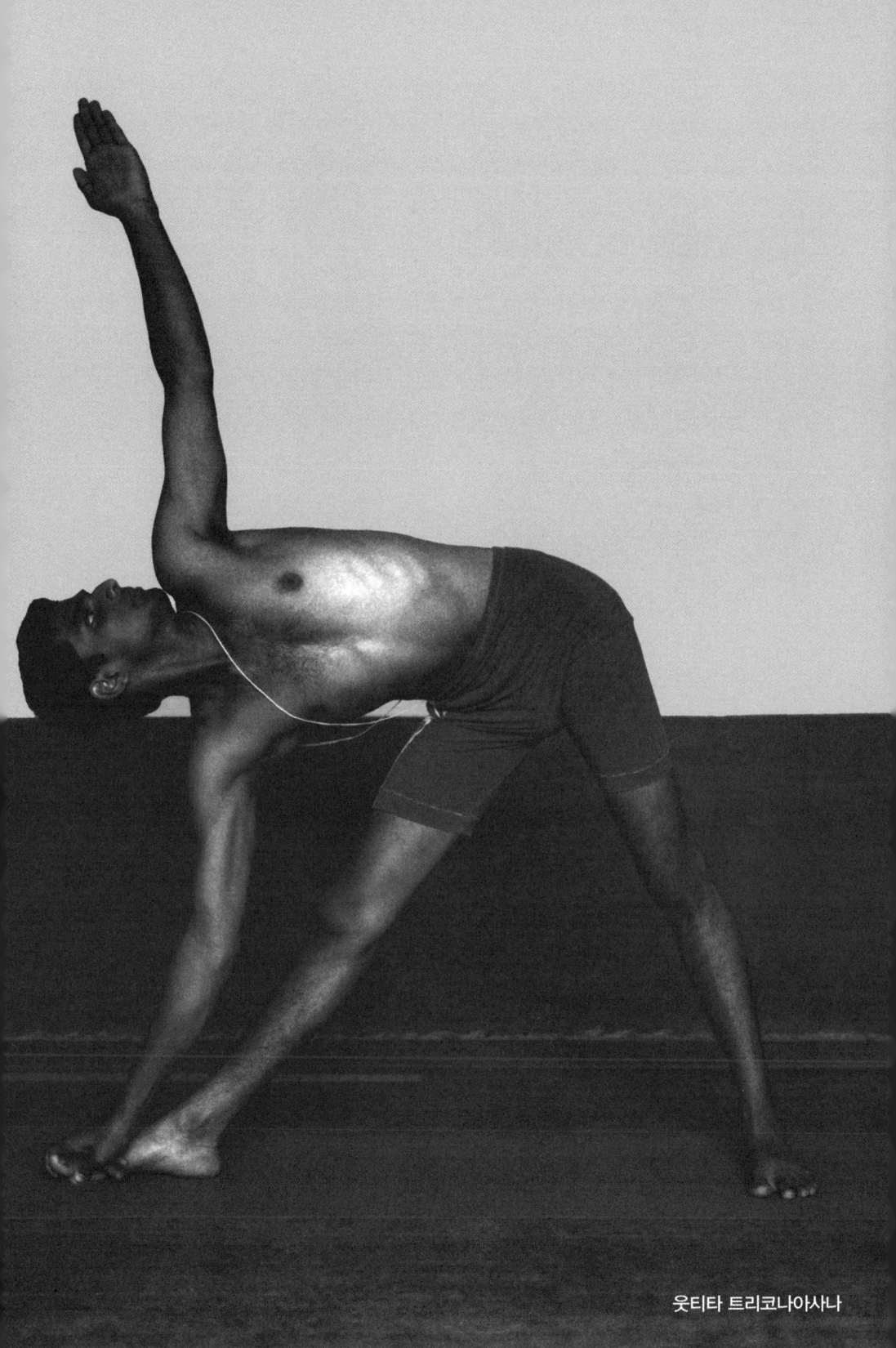

웃티타 트리코나아사나

킨다.

4. 웃티타 파르쉬바코나아사나

웃티타 파르쉬바코나아사나(Uttitha Parshvakonasana)는 5개의 빈야사로 이루어져 있으며, 2번과 4번이 아사나 상태이다(105쪽 사진). 레차카와 푸라카는 앞의 아사나들에서 설명한 방법대로 해야 한다.

방법

다리를 오른쪽으로 벌리고, 숨을 들이쉬면서, 두 다리를 1.5미터가량 벌리고 선다. 그리고 트리코나아사나처럼 양팔을 가슴 높이로 쭉 펴고 가슴을 편다. 이것이 빈야사 1번이다. 다음에는 숨을 내쉬면서 오른발을 바깥쪽으로 돌리고, 오른무릎을 완전히 굽히며, 오른손을 오른발 옆에 두고, 왼팔은 귀 위쪽으로 쭉 펴고 왼손가락 끝을 응시한다. 이것이 빈야사 2번으로 아사나 상태이며, 이 상태에서 푸라카와 레차카를 최대한 많이 한다. 그 뒤에는 숨을 들이쉬면서 빈야사 1번 자세로 돌아온다. 이것이 빈야사 3번이다. 이제 앞에서 오른다리로 했던 동작을 왼다리로 바꾸어 똑같이 숨을 내쉬면서 반복한다. 이것이 빈야사 4번이다. 다음에는 숨을 들이쉬면서 빈야사 1번 자세로 돌아온다. 이것이 빈야사 5번이다. 그 뒤 사마스티티로 마무리한다.

아사나 상태인 빈야사 2번과 4번을 할 때에는 몸을 팽팽히 유지해야 하며, 레차카와 푸라카를 천천히 최대한 많이 해야 한다. 어떤 아사나를

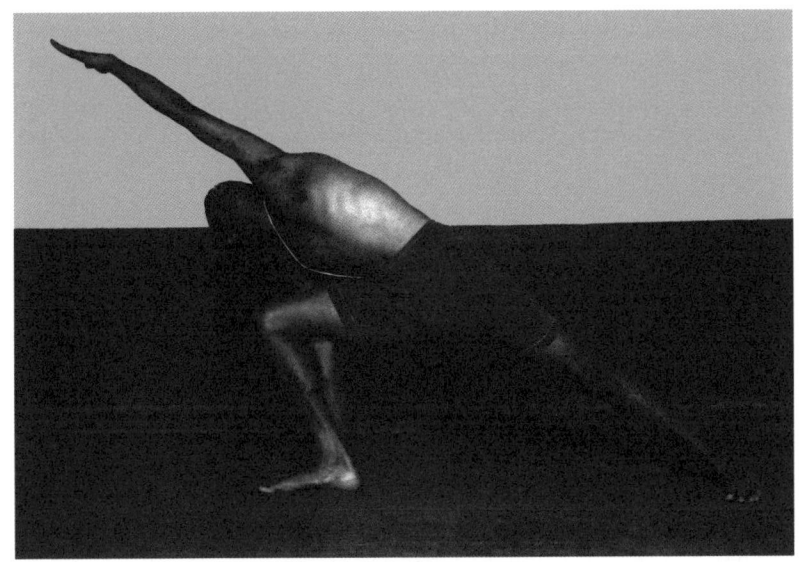

웃티타 파르쉬바코나아사나

하든지 아사나 상태에서 레차카와 푸라카를 천천히, 최대한 많이 해야 한다는 점을 기억하기 바란다.

효과

웃티타 파르쉬바코나아사나는 늑골과 아랫배를 정화하고, 허리의 안 좋은 지방을 분해하며, 팔다리를 이완시켜 아사나를 더욱 쉽게 수련할 수 있게 한다.

5. 프라사리타 파도따나아사나 A

프라사리타 파도따나아사나(Prasarita Padottanasana)의 네 가지 아사나는 각각 5개의 빈야사로 이루어져 있으며, 이 중 빈야사 3번이 아사나 상태이다. 수행자는 빈야사 2번에서 레차카와 푸라카를 해야 한다는 점을 기억해야 한다.

방법

웃티타 파르쉬바코나아사나처럼 숨을 들이쉬면서 두 다리를 1.5미터 가량 벌린 뒤 양손을 허리에 둔다. 이것이 아사나 1번이다. 다음에는 숨을 내쉬면서 몸을 굽혀 양손으로 바닥을 누르되, 손가락 끝이 엄지발가락과 일직선상으로 나란히 놓이게 한 뒤, 머리를 들고 천천히 숨을 들이쉰다. 이것이 빈야사 2번이다. 이제 숨을 내쉬면서 머리를 양손 사이 바닥에 대고, 다리는 팽팽하게 쭉 펴고 허리를 들어 올린 뒤, 자세를 유지하면서 푸라카와 레차카를 최대한 많이 한다. 이것이 빈야사 3번이다. 빈야사 3번을 하는 중에 복부는 웃디야나 반다(복부 잠금)만을 이용하여 적절히 끌어당겨야 하고, 물라 반다(항문 잠금)를 살짝 풀어 주어야 한다(107쪽 사진). 다음에는 숨을 들이쉬면서 머리를 완전히 들고 정지한 뒤 숨을 내쉰다. 이것이 빈야사 4번이다. 이제 숨을 들이쉬면서 손을 들어 허리에 두고, 빈야사 1번 자세로 돌아온다. 이것이 빈야사 5번이다. 다음에는 사마스티티로 돌아온다.

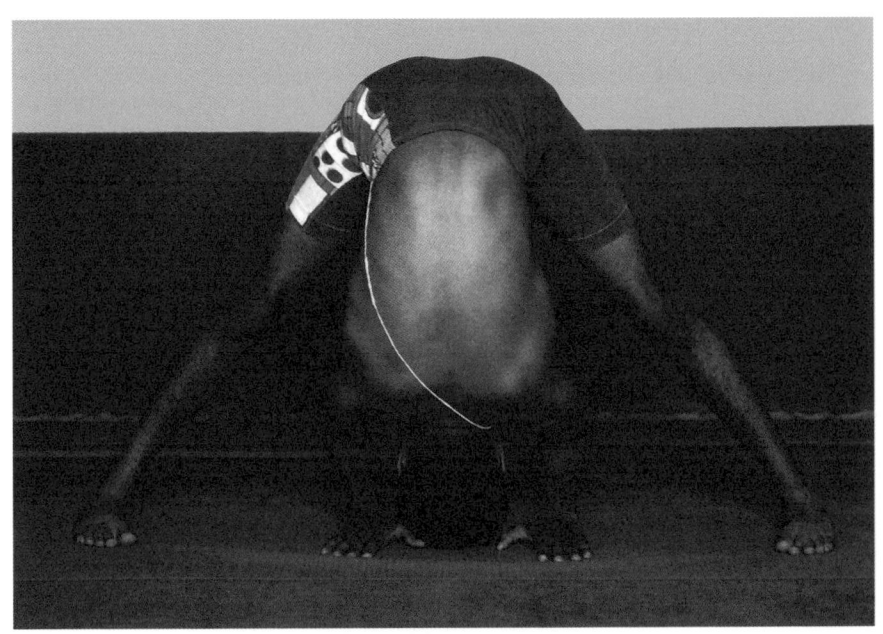

프라사리타 파도따나아사나 A

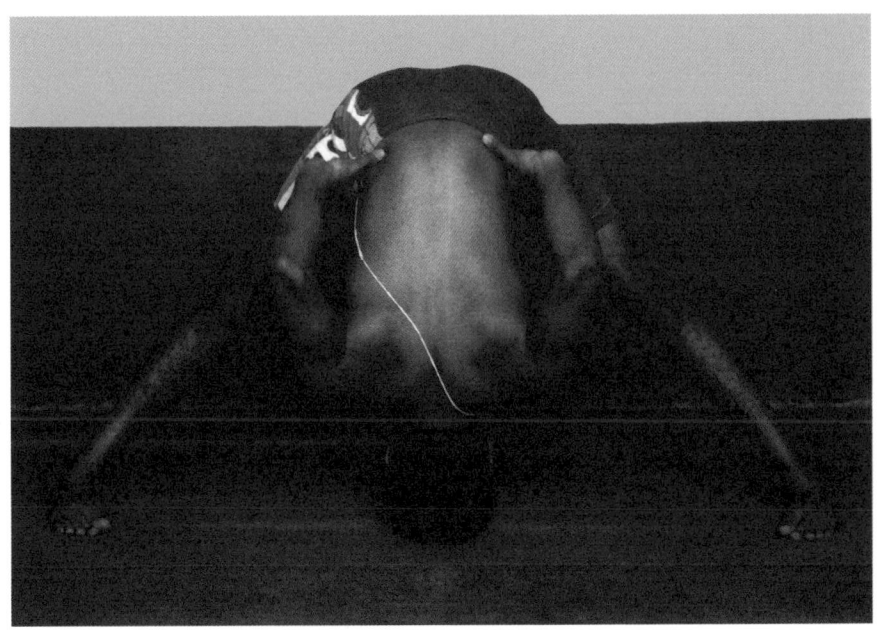

프라사리타 파도따나아사나 B

프라사리타 파도따나아사나 B

이 아사나는 프라사리타 파도따나아사나의 두 번째 부분이다. 레차카와 푸라카는 위와 같이 행해야 한다.

방법

프라사리타 파도따나아사나 A처럼 서서 숨을 들이쉬며, 트리코나아사나처럼 양팔을 가슴 높이에서 양옆으로 벌리고 자세를 유지한다. 이것이 빈야사 1번이다. 다음에는 숨을 내쉬며 손을 허리에 둔다. 이것이 빈야사 2번이다. 이제 숨을 들이쉰 다음 내쉬면서, 머리를 천천히 바닥에 댄다. 허리와 다리의 힘으로 자세를 유지하면서 푸라카와 레차카를 최대한 많이 한다. 이것이 빈야사 3번이다. 다음에는 양손을 바닥에 대지 않고, 숨을 들이쉬면서 허리와 다리의 힘만으로 머리를 든 다음, 똑바로 선다. 이것이 빈야사 4번이다. 이제 숨을 내쉰 뒤 들이쉬면서 빈야사 1번처럼 양팔을 가슴 높이에서 양옆으로 벌리고 자세를 유지한다. 이것이 빈야사 5번이다. (프라사리타 파도따나아사나에서는 공통적으로 레차카와 푸라카를 똑같은 빈야사에서 한다는 점에 유의해야 한다.)

프라사리타 파도따나아사나 C

방법

위의 A와 B 자세처럼 양손을 허리에 두고 서서 숨을 들이쉰다. 이것이 빈야사 1번이다. 다음에는 숨을 내쉬면서 등 뒤로 양손을 깍지 끼고서 등과 가슴을 펴며 선다. 이것이 빈야사 2번이다. 숨을 들이쉰 뒤 내쉬면서 머리를 천천히 바닥에 대고, 팔과 다리를 팽팽하게 쭉 편 채 푸라카와 레차카를 최대한 많이 한다. 이것이 빈야사 3번이다. 이제는 숨을 들이쉬면서 깍지를 유지한 상태로 허리의 힘만으로 머리를 들어 올린다. 이것이 빈야사 4번이다. 다음에는 숨을 내쉰 뒤 들이쉬면서 등 뒤의 깍지를 풀어 양손을 허리에 놓는다. 이것이 빈야사 5번이다. 사마스티티로 마무리한다.

프라사리타 파도따나아사나 D

방법

프라사리타 파도따나아사나 A 자세처럼 다리를 벌리고 선 뒤, 숨을 들이쉬면서 양손을 허리에 댄다. 이것이 빈야사 1번이다. 다음에는 숨을 내쉬면서 몸을 굽혀 양손으로 각각 두 엄지발가락을 잡고 머리를 든다. 이때 양팔과 척추는 곧게 편 상태를 유지한다. 이것이 빈야사 2번이다. 다음에는 숨을 들이쉰 뒤 내쉬면서 정수리가 발과 일직선이 되도록 머리를 바닥에 대며, 다리를 쭉 펴고 아랫배를 안쪽으로 끌어당긴 뒤, 푸라카와 레차카를 최대한 많이 하되 깊고 완전하게 한다. 이것이 빈야사 3번이다. 다음에는 숨을 들이쉬면서 머리를 완전히 들어 올린 뒤, 자세를 유지하면서 숨을 내쉰다. 이것이 빈야사 4번이다. 이제 숨을 들이쉬면서 양손을 들어 허리에 대고 빈야사 1번 자세로 돌아온다. 이것이

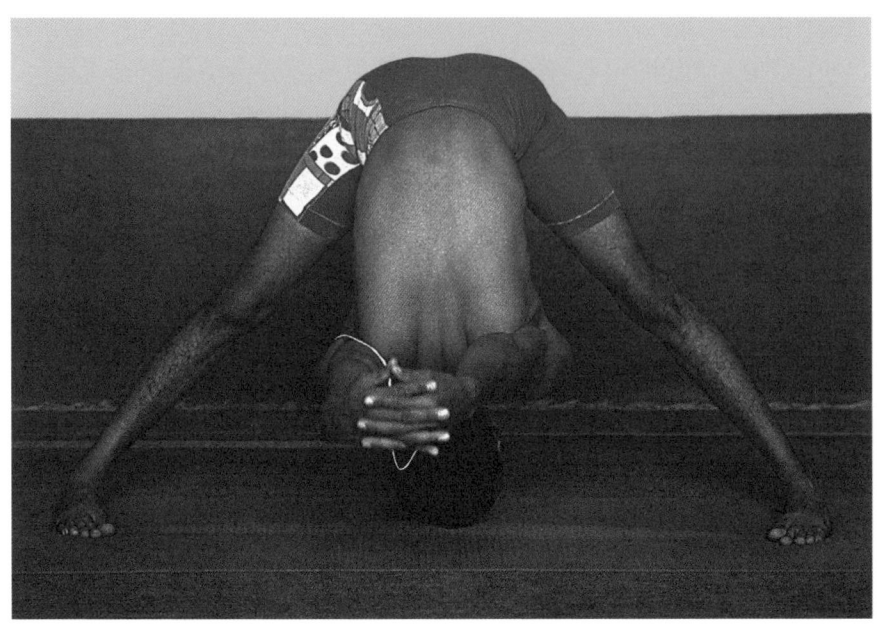

프라사리타 파도따나아사나 C

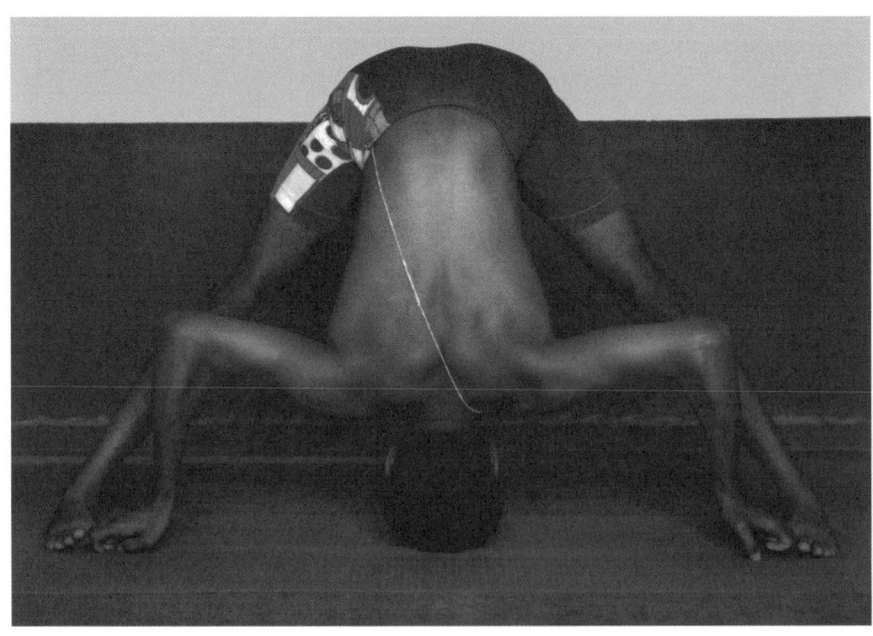

프라사리타 파도따나아사나 D

빈야사 5번이다. 사마스티티로 마무리한다.

효과

네 가지 프라사리타 파도따나아사나를 수련하는 동안 복부와 항문관에 주의를 많이 기울여야 한다. 구루에게 올바른 수련법을 배우는 것이 가장 좋다. 프라사리타 파도따나아사나를 제대로 행하면, 항문관이 정화되고, 아랫배의 안 좋은 지방이 분해되며, 허리가 가늘고 튼튼해지며, 몸이 가볍고 아름다워진다. 또한 변비가 낫고, 척추의 맨 윗부분과 허리가 정화된다.

6. 파르쉬보따나아사나

파르쉬보따나아사나(Parshvottanasana)는 5개의 빈야사로만 이루어져 있으며, 이 중 빈야사 2번과 4번이 아사나 상태이다. 레차카와 푸라카는 트리코나아사나와 같다.

방법

트리코나아사나에서 설명한 것처럼, 오른쪽으로 다리를 내디뎌 90센티가량 다리를 벌린다. 양손을 등 뒤로 돌려 기도하는 자세로 합장한 뒤, 숨을 들이쉬면서 오른발과 허리를 오른쪽으로 돌리고 가슴을 들어올린다. 이것이 빈야사 1번이다. 다음에는 숨을 천천히 내쉬면서, 몸을 굽혀 코를 무릎에 댄다. 이때 무릎은 굽히지 않는다. 자세를 유지하면서

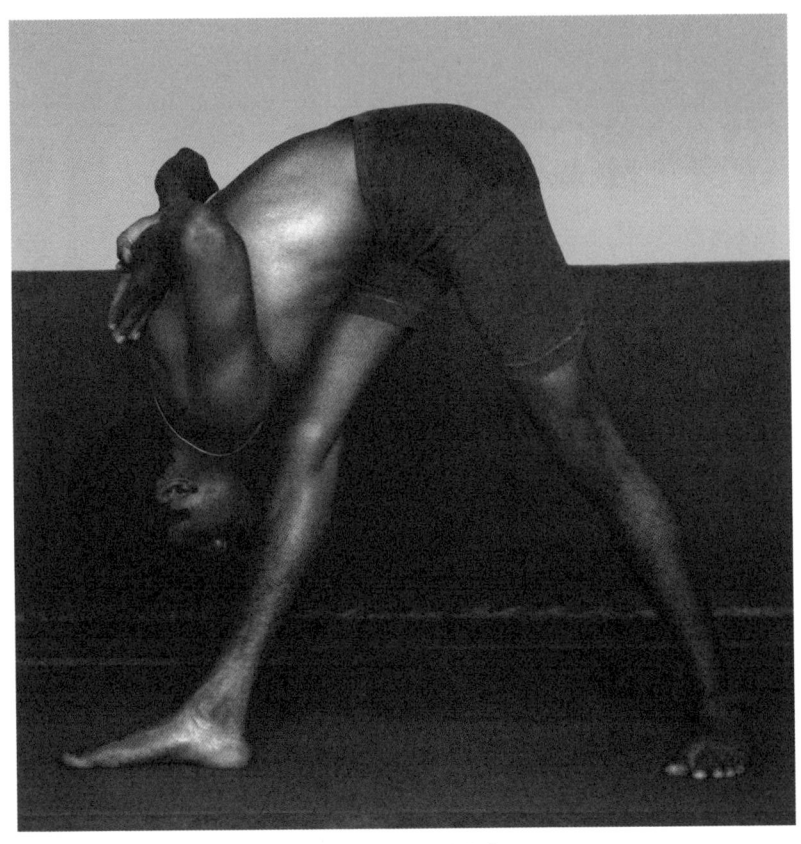

파르쉬보따나아사나

푸라카와 레차카를 최대한 많이 한다. 이것이 빈야사 2번이다(112쪽 사진). 이제 숨을 들이쉬면서 머리를 들어 얼굴을 왼쪽으로 돌린 뒤 빈야사 1번의 방법을 따른다. 이것이 빈야사 3번이다. 그런 뒤 숨을 내쉬면서 코를 무릎에 대고 자세를 유지하면서 푸라카와 레차카를 최대한 많이 한다. 이것이 빈야사 4번이다. 다음에는 숨을 들이쉬고, 허리의 힘으로 머리와 가슴을 들어 올린 뒤 똑바로 선다. 이것이 빈야사 5번이다. 이후 사마스티티 자세로 선다.

효과

프라사리타 파도따나아사나와 마찬가지로 파르쉬보따나아사나는 허리의 안 좋은 지방을 없애 줌으로써 아랫배를 날씬하게 만들고, 허리를 튼튼하게 하며, 몸을 가볍게 해 준다.

요약하면, 지금까지 설명한 아사나들은 팔다리를 유연하게 풀어 줌으로써 움직임을 쉽게 하고, 이어지는 아사나 수련을 더욱 쉽게 해준다. 이 아사나들은 남녀노소 누구나 할 수 있다. 류머티즘이나 관절 통증으로 고생하는 사람들에게 지금까지 설명한 수리야 나마스카라 1, 2와 여섯 가지 아사나는 특히 중요하다. 이 아사나들을 호흡과 함께 바르게 수련하면 관절의 고통이 없어지며 몸이 가볍고 건강해진다. 그러나 허약하거나 질병을 앓고 있는 사람들이 수련할 때는 앞에서 설명한 각 빈야사의 특이 사항을 명심하는 것이 매우 중요하다. 올바른 아사나 수련법을 아무리 많이 설명한다 해도 이러한 특이 사항을 제대로 전달하기는 매우 어렵다. 그러므로 먼저 구루에게 배운 뒤 수련하는 것이 좋다.

7. 웃티타 하스타 파당구쉬타아사나

웃티타 하스타 파당구쉬타아사나(Utthita Hasta Padangushtasana)에는 14개의 빈야사가 있다. 2번과 4번, 7번, 9번, 11번과 14번이 아사나 상태이다.

방법

먼저, 다리를 모으고 양팔을 옆에 붙여 차렷 자세를 한 뒤 똑바로 선다. 숨을 들이쉬면서 왼손을 허리에 두고, 오른팔을 앞으로 쭉 펴고 오른다리를 들면서 오른손으로 엄지발가락을 잡는다. 무릎과 가슴, 허리는 곧게 편다(115쪽 사진). 이것이 빈야사 1번이다. 이 자세를 유지한 채로 숨을 내쉬면서, 들어 올린 무릎에 코를 댄다. 자세를 유지하면서 푸라카와 레차카를 최대한 많이 한다. 이것이 빈야사 2번이다. 다음에는 숨을 천천히 들이쉬면서 머리를 들고 가슴과 허리를 곧게 펴며 115쪽 사진의 빈야사 1번처럼 선다. 이것이 빈야사 3번이다. 이제 숨을 내쉬면서 오른다리를 오른쪽으로 돌리고, 팔과 다리와 허리, 가슴을 똑바로 펴며, 왼쪽을 바라보면서 푸라카와 레차카를 깊고 완전하게, 최대한 많이 한다. 이것이 빈야사 4번이다. 다음에는 숨을 들이쉬면서 빈야사 1번처럼 오른다리를 다시 중앙으로 가져온다. 이것이 빈야사 5번이다. 다음에는 숨을 내쉬면서 오른다리를 들어 올린 채 코를 오른무릎에 댄다. 이것이 빈야사 6번이다. 이제 숨을 들이쉬면서 고개를 들고 가슴과 허리를 곧게 펴며, 똑바로 서서 양손을 허리에 두고, 들어 올린 오른다리는

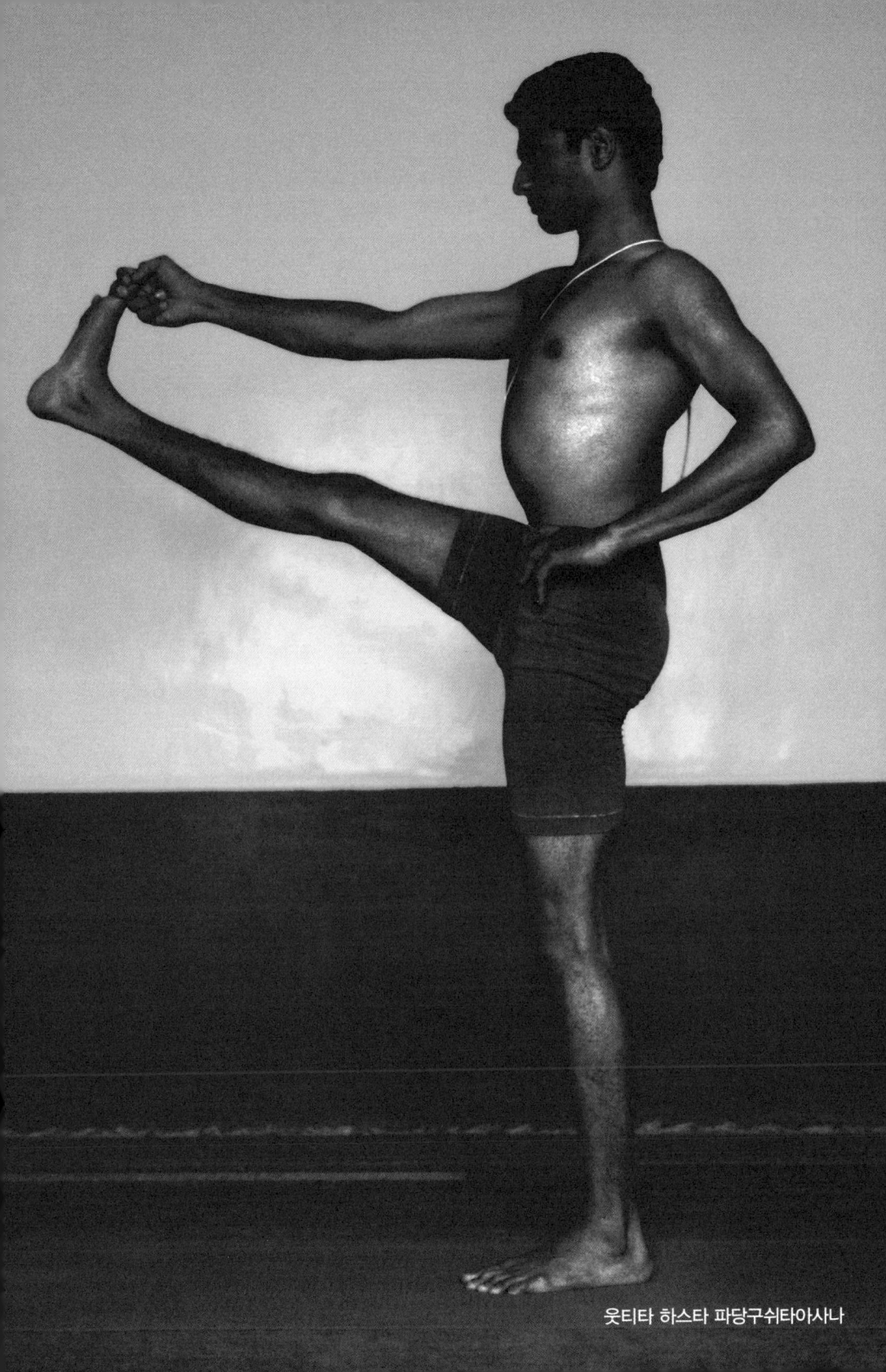

웃티타 하스타 파당구쉬타아사나

쭉 편다. 자세를 유지하면서 레차카와 푸라카를 최대한 많이 하되 깊고 완전하게 한다. 이것이 빈야사 7번이다. 다음에는 숨을 내쉬면서 오른 다리를 내려놓는다. 왼쪽 다리를 이용하여 위와 같은 순서를 반복한다.

효과

웃티타 하스타 파당구쉬타아사나는 골반 관절을 이완시켜 주고, 고환과 남성 생식기의 결함을 없애 주며, 척추와 허리, 골반과 아랫배를 정화하고 튼튼하게 한다. 또한 변비도 없애 준다.

8. 아르다 밧다 파드모따나아사나

아르다 밧다 파드모따나아사나(Ardha Baddha Padmottanasana)는 9개의 빈야사로 이루어져 있다. 이 중 1번과 2번, 6번, 7번 빈야사가 아사나 상태이다. 사다카, 즉 영적 수행자는 구루의 주의 깊은 지도를 받으며 이 아사나를 수련해야 한다.

방법

먼저 똑바로 선다. 숨을 들이쉬면서 오른발을 왼쪽 허벅지 위에 올려놓고, 발뒤꿈치로는 아랫배를 누른다. 오른팔을 등 뒤로 돌려서 오른손으로 오른발 엄지발가락을 잡고, 왼손은 허리에 둔다. 이것이 빈야사 1번이다. 이제 천천히 숨을 내쉰 뒤, 허리를 굽혀 왼손으로 왼발 옆의 바닥을 누른다. 무릎을 곧게 펴고, 코를 무릎에 댄 상태에서 푸라카와 레

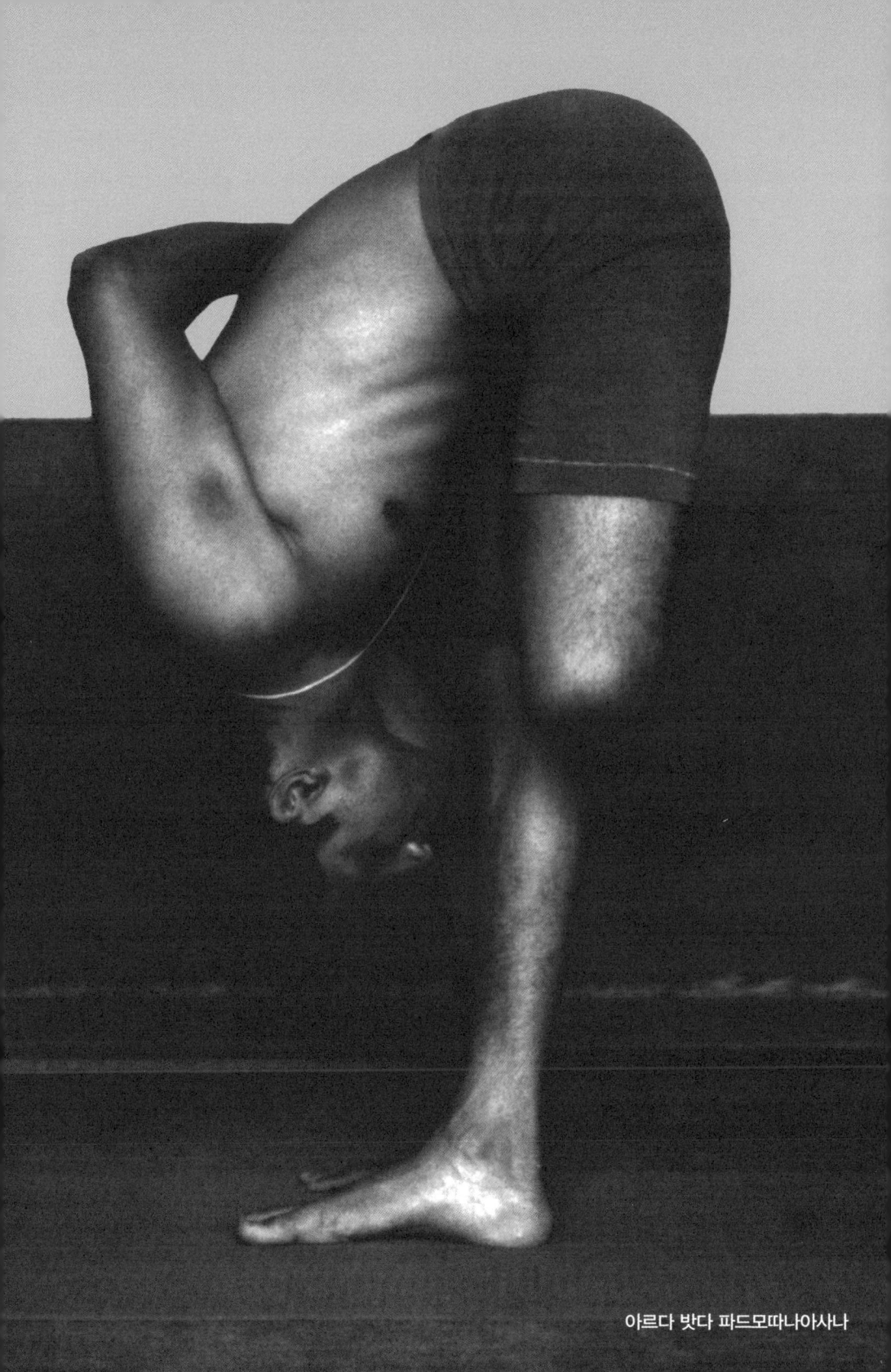

아르다 밧다 파드모따나아사나

차카를 천천히 최대한 많이 한다. 이것이 빈야사 2번이다. 다음에는 숨을 들이쉬면서 머리만 들어 올린다. 이것이 빈야사 3번이다. 다음에는 레차카와 푸라카를 하면서 다시 똑바로 선 뒤 왼손을 허리에 둔다. 이것이 빈야사 4번이다. 이제는 숨을 내쉬면서, 파드마아사나 자세를 취하고 있던 오른다리를 풀어 곧게 편다. 이것이 빈야사 5번이다. 그리고 앞에서 오른쪽으로 했던 것처럼, 왼발을 오른쪽 허벅지 위에 올려놓고, 왼팔을 등 뒤로 돌려서 왼손으로 왼발 엄지발가락을 잡고, 오른손을 허리에 두고, 숨을 들이쉬며 선다. 이것이 빈야사 6번이다. 다음에는 빈야사 2번처럼 숨을 내쉬면서 몸을 앞으로 굽혀 오른손을 곧게 편 오른다리 옆 바닥에 둔다. 코를 무릎에 대고, 푸라카와 레차카를 최대한 많이 한다. 이것이 빈야사 7번이다. 이제는 숨을 들이쉬면서 머리만 들어 올린다. 이것이 빈야사 8번이다. 다음에는 레차카를 한 뒤 푸라카를 하면서, 오른손을 허리에 두고 똑바로 선다. 이것이 빈야사 9번이다. (이같이 두 다리를 모두 사용하는 아사나를 수련할 때는 오른다리로 한 것처럼 왼다리로도 수련해야 함을 주의해야 한다.)

효과

이 아사나는 직장과 식도와 간을 정화한다. 또한 위장에 가스가 차지 않게 해 주고, 설사를 방지하며, 잘못된 음식 섭취로 생기는 가스를 없애 준다. 가스가 생기면 이 아사나로 없앨 수 있다. 아르다 밧다 파드모따나아사나는 4개월 이상의 임산부를 제외하고 남녀노소 누구나 수련할 수 있다.

이제까지 설명한 아사나들을 수련하면 수행자의 호흡이 이전보다 더 안정될 것이다. 호흡에만 마음을 집중하면 아사나 상태가 흐트러지고, 반대로 아사나 상태에만 집중한다면 호흡이 흐트러질 것이다. 그러므로 이 아사나들은 반드시 훌륭한 구루의 지도를 받으며 배워야 한다는 것을 강조하지 않을 수 없다.

9. 웃카타아사나

웃카타아사나(Utkatasana)에는 13개의 빈야사가 있으며, 빈야사 7번이 아사나 상태이다. 웃카타아사나를 위해서는 수리야 나마스카라 1에서 설명한 빈야사 방법을 아는 것이 중요하다.

방법

빈야사 1번부터 6번까지는 수리야 나마스카라 1을 따른다. 빈야사 6번을 마친 뒤에는 숨을 들이쉬면서 수리야 나마스카라 2의 빈야사 1번으로 넘어간 뒤, 레차카와 푸라카를 최대한 많이 한다. 이것이 빈야사 7번이다. (처음 6개 빈야사를 할 때 레차카와 푸라카는 수리야 나마스카라 1에서와 동일한 방식으로 한다.) 다음에는 숨을 내쉬고 들이쉬면서 양손으로 양발 옆의 바닥을 누르고, 양손으로 몸의 체중 전체를 떠받치며 몸을 바닥으로부터 들어 올린다. 이것이 빈야사 8번이다. 이제 숨을 내쉬면서, 수리야 나마스카라 1의 빈야사 4번처럼 양팔의 힘으로 몸통을 뒤로 던져 차투랑가 자세를 유지한다. 이것이 빈야사 9번이다. 다음에는 숨을 들이쉬면서 수리야 나마스카라 1의 빈야사 5번을 한다. 이것이 빈야사 10번이다. 그리고 숨을 내쉬면서 수리야 나마스카라 1의 빈야사 6번을 한다. 이것이 빈야사 11번이다. 다음에는 숨을 들이쉬면서 수리야 나마스카라 1의 빈야사 3번을 한다. 이것이 빈야사 12번이다. 그 뒤에는 수리야 나마스카라 1의 빈야사 2번을 하는데, 이것은 빈야사 13번이다. 사마스티티로 마무리한다.

효과

웃카타아사나는 허리의 힘을 강하게 하므로 허리는 날씬해지고 몸은 가벼워진다. 척추 관련 통증도 방지한다.

지금까지 처음 9개 아사나의 빈야사 방법을 설명했다. 다음에 설명할 아사나들의 빈야사는 수리야 나마스카라 1의 처음 6개 빈야사로 시작한다. 그 다음에 이어지는 각각의 아사나들을 위한 빈야사들, 즉 7번 이후의 빈야사들과 레차카, 푸라카는 각각 다르다. 나는 그 차이점들을 최대한 자세히 설명할 것이다.

다시 말하지만, 어떤 아사나를 하든지 올바른 빈야사 방법에 따라 수련해야 한다. 이를 무시하면 몸의 각 기관이 발달하지 못하고, 지방도 줄어들지 않으며, 몸까지 점점 아플 수도 있다. 게다가 어떤 기관들은 약해지는 반면 다른 기관들은 강해질지도 모르며, 강화시키려던 기관이 오히려 약해질 수도 있다. 또한 레차카와 푸라카의 동작이 한결같이 이루어지지 않는다면 심장의 균형이 흐트러져 심장이 약해질 수 있다. 이렇게 되면 나디들에 문제가 생기고, 나디들에 문제가 생기면 몸의 모든 부위가 약해진다. 그러므로 아사나와 레차카, 푸라카 등은 빈야사의 방법에 따라 수련해야 하며, 요가 경전을 잘 알고 경험이 많은 구루에게 배우는 것이 가장 좋다. 나는 이런 방법들을 책이나 사진만을 참고하여 배우거나 엉터리 요기들에게 배우지 않도록 독자와 수행자에게 주의를 주는 것이 나의 중요한 의무라고 생각한다.

이후로는 빈야사 방법들을 깊이 있게 다루지 않을 것이다. 대신에 아사나 상태와 빈야사, 그 효과만을 설명할 것이다. 그러나 특이 사항이 나오면 설명할 것이다.

10. 비라바드라아사나

비라바드라아사나(Virabhadrasana)에는 16개의 빈야사가 있으며, 이 중 7번과 8번, 9번과 10번이 아사나 상태이다. 웃카타아사나와 비라바드라아사나 상태에서는 레차카와 푸라카를 5회 이상 할 필요는 없지만, 빈야사를 하는 동안 잊지 말고 레차카와 푸라카를 해야 한다. 그리고 아사나 상태에 있을 때는 몸을 견고하고 안정되게 유지하는 것이 중요하다.

방법
빈야사 1번부터 6번까지는 수리야 나마스카라 1과 같은 방법으로 한다. 다음에는 수리야 나마스카라 2의 빈야사 7번처럼 서서 레차카와 푸라카를 5회 반복한다. 이것이 빈야사 7번이다(122쪽 사진). 이제 레차카

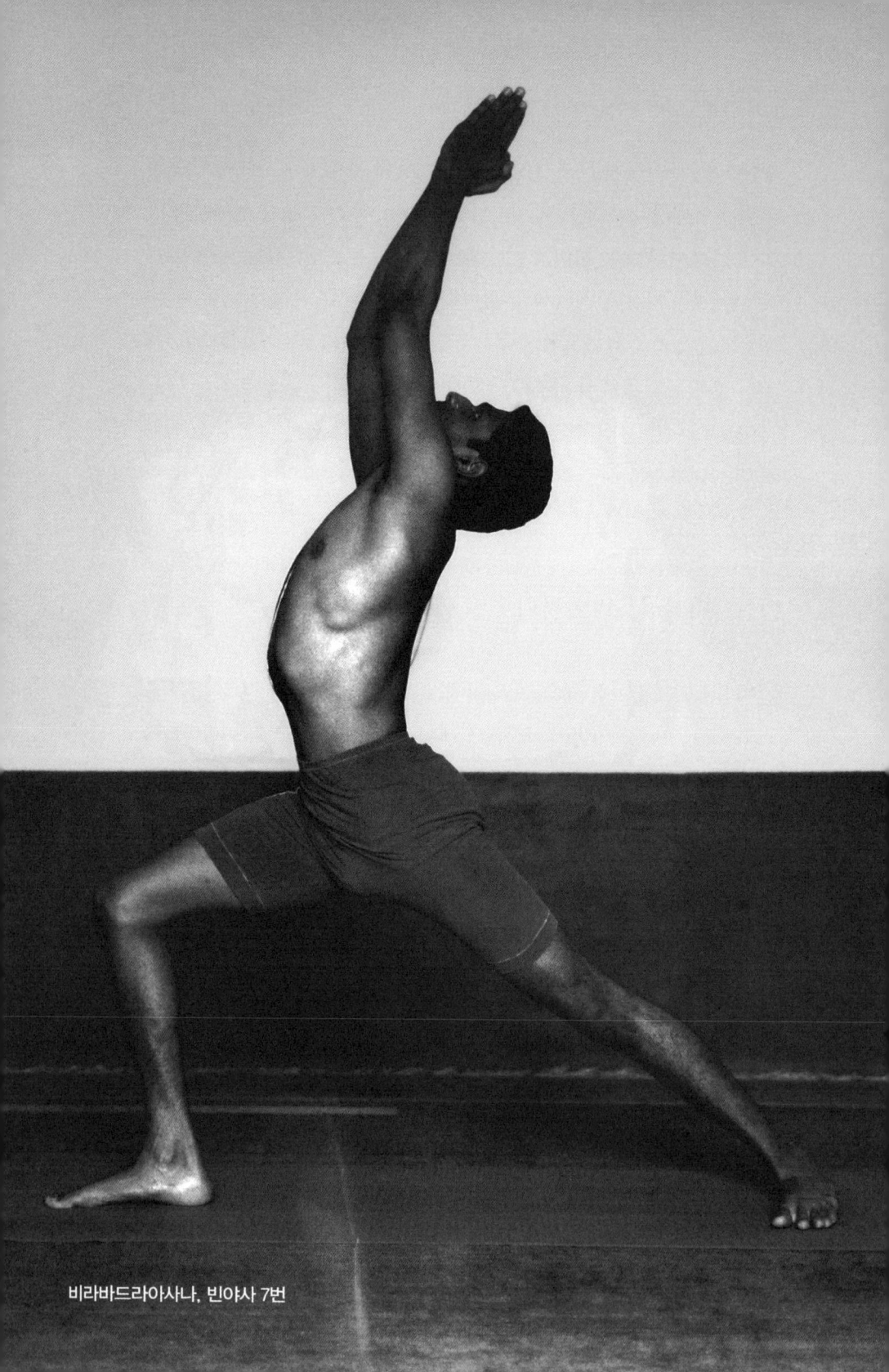

비라바드라아사나, 빈야사 7번

를 하면서 몸을 왼쪽으로 돌린 뒤 왼쪽 무릎을 구부리고, 양손을 합장한 상태로 들어 올린 팔을 그대로 유지한 채 가슴을 들어 올리고, 푸라카와 레차카를 5회 반복한다. 이것이 빈야사 8번이다. 다음에는 다리를 같은 자세로 유지한 채 숨을 들이쉬며, 양팔을 좌우로 곧게 쭉 벌리면서 어깨 높이로 내린 뒤, 왼손가락 끝을 응시한다. 이것이 빈야사 9번이다. 숨을 내쉬면서 팔을 굽히지 않은 채 몸을 오른쪽을 돌린 뒤, 오른무릎을 구부리고 오른손의 손가락 끝을 집중해서 응시한다. 이것이 빈야사 10번이다. 다음에는 몸을 굽혀 양손으로 오른발 양옆 바닥을 짚고, 두 다리가 바닥에 닿지 않게 하면서 손의 힘만으로 왼다리와 구부린 오른다리를 바닥에서 완전히 떨어지게 들어 올린다. 이것이 빈야사 11번이다. 그러고 나서 12번, 13번, 14번, 15번, 16번 빈야사는 수리야 나마스카라 1의 4번, 5번, 6번, 3번, 2번 빈야사와 같은 방식으로 행한다. (빈야사 9번과 10번은 124쪽 사진을 참조하라.)

다시 한 번 말하지만, 모든 아사나의 빈야사들과 그 상태들, 일련의 레차카와 푸라카는 구루의 지도를 받으며 배우는 것이 가장 좋다. 이처럼 글만으로 설명하기는 매우 어렵기 때문이다.

효과

비라바드라아사나는 아랫배와 척추, 생식기뿐만 아니라 몸의 모든 관절을 정화한다. 더불어 온종일 서거나 앉아서 일할 때 생기는 통증과 무릎 통증도 없애 준다.

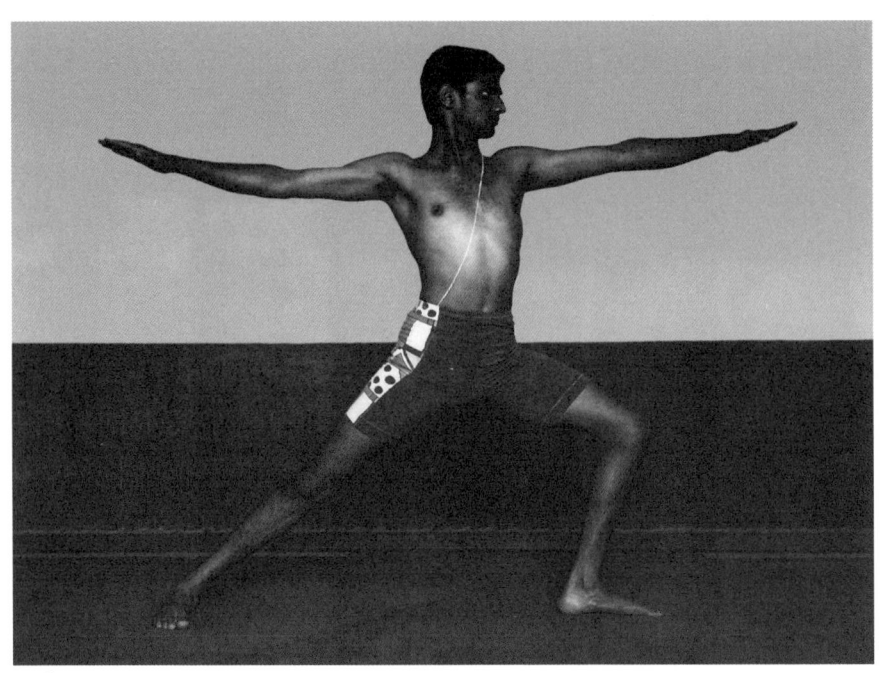

비라바드라아사나, 빈야사 9번

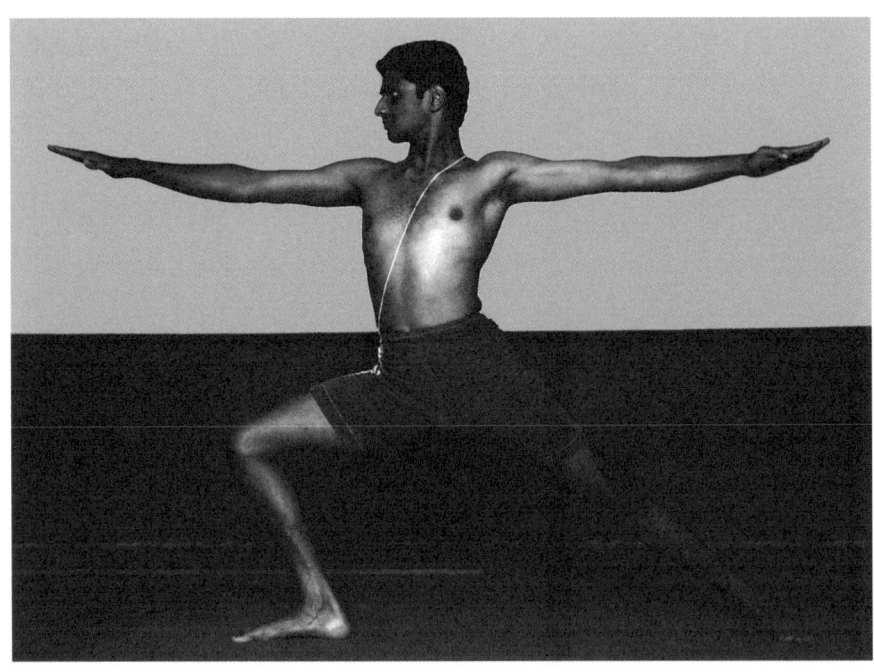

비라바드라아사나, 빈야사 10번

11. 파스치마따나아사나

파스치마따나아사나(Paschimattanasana)에는 16개의 빈야사가 있다. 9번 빈야사가 아사나 상태이다(127쪽 사진).

방법

빈야사 1번부터 6번까지는 수리야 나마스카라 1과 같은 방법으로 한다. 다음에는 숨을 들이쉬면서 팔의 힘만으로 점프하여 두 다리가 양손 사이로 들어오게 하면서, 다리를 쭉 펴고 앉는다. 점프할 때는 다리가 바닥에 닿지 않게 해야 한다. 그리고 나서 양손으로 엉덩이 양쪽 옆의 바닥을 누르고, 가슴과 허리를 쭉 펴고, 머리는 조금 낮추며, 항문은 바짝 조여서 끌어올리고, 아랫배를 들고 단단히 유지한 채, 똑바로 앉아서 레차카와 푸라카를 천천히 최대한 많이 한다. 이것이 빈야사 7번이다. 다음에는 숨을 내쉬면서 두 발의 윗부분을 잡고 자세를 유지한다. 이것이 빈야사 8번이다(수련에 능숙해지면 두 손을 발 바깥쪽으로 걸어 맞잡을 수 있어야 한다). 다음에는 숨을 천천히 들이쉬고 내쉬면서, 두 다리를 곧게 펴고 머리를 무릎 사이에 놓는다. 이것이 빈야사 9번으로 아사나 상태이다. 이 상태에 있는 동안 푸라카와 레차카를 천천히 깊게, 최대한 많이 한다. 이제 숨을 천천히 들이쉬면서 고개만 들어 올린다. 이것이 빈야사 10번이다. 다음에는 숨을 내쉬고 들이쉬면서, 양발에서 손을 떼 바닥을 누르고, 양다리를 구부리며, 팔의 힘으로 몸 전체를 바닥에서 들어 올린다. 이것이 빈야사 11번이다. 나머지 빈야사들은 수리야 나마스카라와 같다.

파스치마따나아사나에는 세 가지 유형이 있다. 1) 두 엄지발가락을 잡고 코를 무릎에 대는 자세, 2) 양발의 옆을 잡고 코를 무릎에 대는 자세, 3) 손과 손목을 발바닥 앞으로 뻗어 손으로 손목을 잡고 턱을 무릎에 대는 자세. 세 종류 모두 유용하므로 다 수련해야 한다.

효과

파스치마따나아사나를 수련하면 복부 지방이 분해되어 복부가 날씬해진다. 또한 자타라 아그니(jathara agni; 소화기의 불)를 증가시켜 음식이 잘 소화되도록 돕고 소화 기관(지르낭가 코샤)을 튼튼하게 한다. 더불어 간 기능 이상으로 인한 나태함과 현기증, 복부의 가스 문제를 치유하고, 식욕 부진과 약한 소화력으로 인해 허약해진 손발도 회복시킨다.

파스치마따나아사나를 할 때는 아랫배를 집어넣고 항문을 꽉 오므리고 조이며, 칸다(kanda) 즉 항문 부위에 있는 달걀 모양의 신경총과 연결된 나디들에 집중해야 한다. 그러면 항문 안에서 순환하는 아파나 바유(apana vayu; 아래로 흐르는 프라나, 에너지)는 갈 곳이 없으므로 위쪽으로 올라가서 프라나 바유(prana vayu; 위로 움직이는 프라나)와 하나가 된다. 이런 일이 일어나면 수행자는 노화와 죽음을 두려워할 필요가 없다. 《게란다 삼히타(Gheranda Samhita)》의 저자인 스바트마라마 요겐드라(Svatmarama Yogendra)와 현자 바마나는 둘 다 경험을 통해 우리에게 다음과 같이 알려준다.

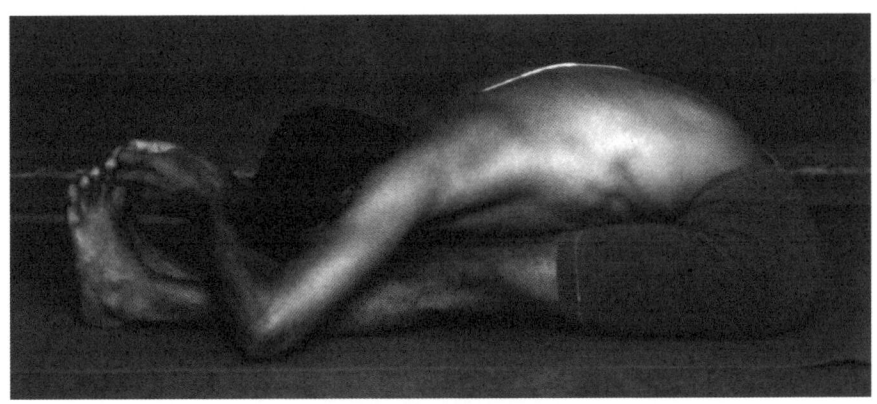

파스치마따나아사나 (유형 1)

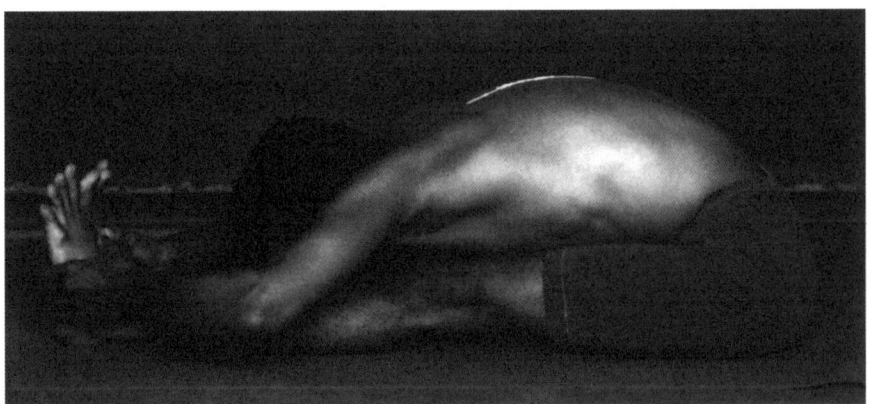

파스치마따나아사나 (유형 2)

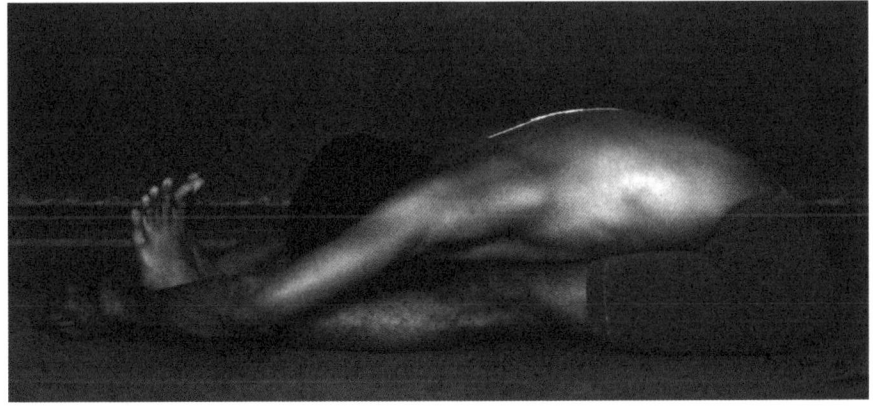

파스치마따나아사나 (유형 3)

이티 파스치마따남 아사나기얌 파바남

파스치마바히남 카로티

우다얌 자타라날라시야 쿠리야두다레

카르쉬야마로가탐 차 품삼.

〔주요한 아사나인 파스치마따나아사나는 생명의 에너지가 척추로 전달되게 한다. 또한 소화기의 불을 키우고, 복부를 날씬하게 만들며, 질병에서 해방시킨다.〕

— 하타 요가 프라디피카 1장 29절

12. 푸르바타나아사나

푸르바타나아사나(Purvatanasana)는 파스치마따나아사나와 정반대에 해당한다. 15개의 빈야사로 이루어져 있으며, 이 중 8번 빈야사가 아사나 상태이다.

방법

빈야사 1번부터 7번까지는 파스치마따나아사나의 방법을 따른다. 다음에는 허리 뒤 30센티가량 떨어진 바닥에 두 손을 짚고, 숨을 들이쉬면서 다리와 몸통을 바닥에서 완전히 들어 올리고, 발바닥으로 바닥을 확고히 누르며, 고개는 뒤로 젖히고, 몸을 단단히 쭉 펴고 자세를 유지하면서, 천천히 레차카와 푸라카를 한다. 이것이 빈야사 8번이다(129쪽 사진). 이제 천천히 숨을 내쉬면서 빈야사 7번 상태로 돌아와서 앉는다. 이

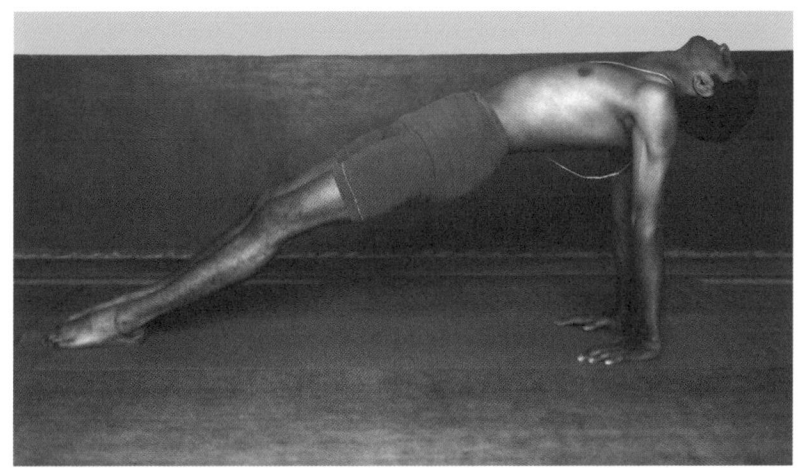

푸르바타나아사나

것이 빈야사 9번이다. 나머지 빈야사들은 파스치마따나아사나의 빈야사들을 따른다.

효과

푸르바타나아사나는 심장과 항문, 척추, 허리를 정화하고 튼튼하게 한다.

수행자들이 유념해야 할 점이 있다. 몸을 앞으로 굽히는 아사나를 수련한 뒤에는 곧바로 정반대의 아사나, 즉 몸을 뒤로 젖히는 아사나를 해야 한다는 것이다. 이와 마찬가지로 몸을 뒤로 젖히는 아사나를 한 뒤에는 곧바로 몸을 앞으로 굽히는 아사나를 해야 한다. 그러면, 예를 들어 파스치마따나아사나로 생긴 허리 통증은 푸르바타나아사나를 통해 사라질 것이다.

13. 아르다 밧다 파드마 파스치마따나아사나

아르다 밧다 파드마 파스치마따나아사나(Ardha Baddha Padma Paschimattanasana)에는 22개의 빈야사가 있으며, 이 중 빈야사 8번과 15번이 아사나 상태이다.

방법

빈야사 1번부터 6번까지는 수리야 나마스카라 1을 따른다. 다음에는 파스치마따나아사나의 빈야사 7번처럼 앉아서 왼다리를 쭉 뻗고, 오른다리는 왼쪽 허벅지 위에 올리며, 오른발 뒤꿈치로 배꼽을 누른다. 오른팔을 등 뒤로 넘겨 오른발 엄지발가락을 잡고, 왼손으로는 왼발을 잡은 뒤, 머리와 가슴을 곧게 펴고 천천히 숨을 들이쉰다. 이것이 빈야사 7번이다. 다음에는 숨을 천천히 내쉬면서 쭉 뻗은 왼다리에 턱을 댄 채, 푸라카와 레차카를 최대한 많이 한다. 이것이 빈야사 8번이다. 다음에는 숨을 천천히 들이쉬면서 머리만 든다. 이것이 빈야사 9번이다. 이제 두 다리를 펴서 교차시킨 뒤, 파스치마따나아사나처럼 몸 전체를 팔의 힘으로 들어 올린다. 이것이 빈야사 10번이다. 다음에 이어지는 빈야사 11번, 12번, 13번은 파스치마따나아사나의 빈야사 4번, 5번, 6번과 같다. 이제 수리야 나마스카라 1의 빈야사 7번으로 돌아온다. 숨을 들이쉬면서 손의 힘만으로 두 다리를 두 팔 사이로 쭉 내밀며 앉는다. 오른

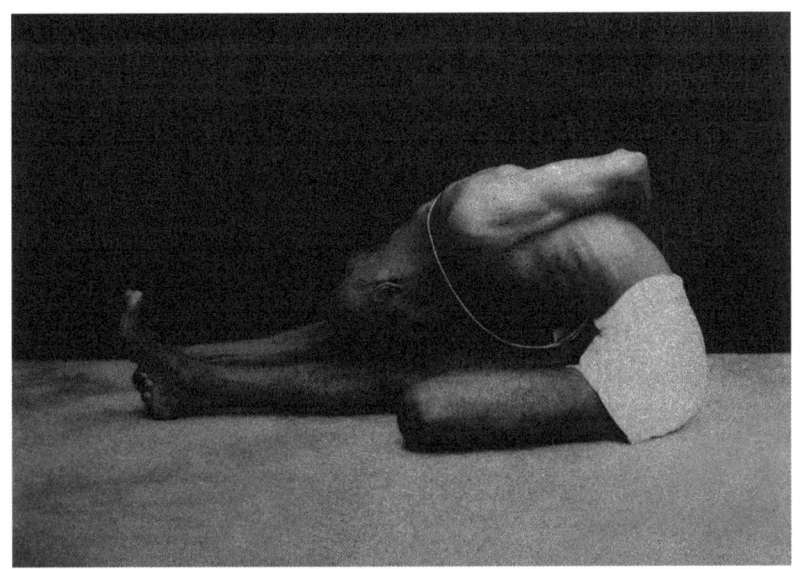

아르다 밧다 파드마 파스치마따나아사나

다리를 뻗고, 왼다리는 오른쪽 허벅지 위에 올린다. 왼손을 등 뒤로 돌려 왼발 엄지발가락을 잡고, 오른손으로는 오른발을 잡고, 머리와 가슴을 곧게 편다. 이것이 빈야사 14번이다. 다음에는 숨을 내쉬면서 쭉 뻗은 오른쪽 무릎에 턱을 댄 뒤, 푸라카와 레차카를 천천히 최대한 많이 한다. 이것이 빈야사 15번이다. 이제 숨을 들이쉬면서 머리만 든다. 이것이 빈야사 16번이다. 다음에는 다리를 펴고 교차시킨 뒤, 손으로 몸 전체를 들어 올리고, 숨을 들이쉬면서 이 자세를 유지한다. 이것이 빈야사 17번이다. 이후 18번에서 22번까지 다섯 가지 빈야사는 파스치마따나아사나를 따른다.

효과

아르다 밧다 파드마 파스치마따나아사나를 수련하면 간과 비장의 비대증이 완화된다. 그리고 나쁜 음식과 활동으로 인한 복부의 팽창, 지속적인 바타 자극으로 인한 조직 손상, 소화 불량으로 인한 허약함이 치유된다.[41] 변비도 치료되며 장 운동도 활발해진다.

14. 트리앙무카에카파다 파스치마따나아사나

트리앙무카에카파다 파스치마따나아사나(Triangmukhaikapada Paschimattanasana)는 22개의 빈야사로 이루어져 있으며, 이 중 빈야사 8번과 15번이 아사나 상태이다. 빈야사 방법은 아르다 밧다 파드마 파스치마따나아사나와 동일하다. 각 빈야사의 레차카와 푸라카 방법도 동일한 패턴을 따른다.

방법

빈야사 1번부터 6번까지는 수리야 나마스카라 1을 따른다. 7번 빈야사에서는 두 팔 사이로 다리를 쭉 내밀고, 파스치마따나아사나처럼 앉아서 왼다리는 뻗고, 오른다리는 뒤로 접어 오른발이 허벅지 옆에 오

---

41. 바타는 세 가지 도샤, 즉 기능 요소 중 하나로 몸의 모든 활동을 책임지며, 활동과 음식에 의해서 자극받는다. 세 도샤가 조화로울 때 몸이 건강하며, 조화가 무너지면 몸에 질병이 생긴다.

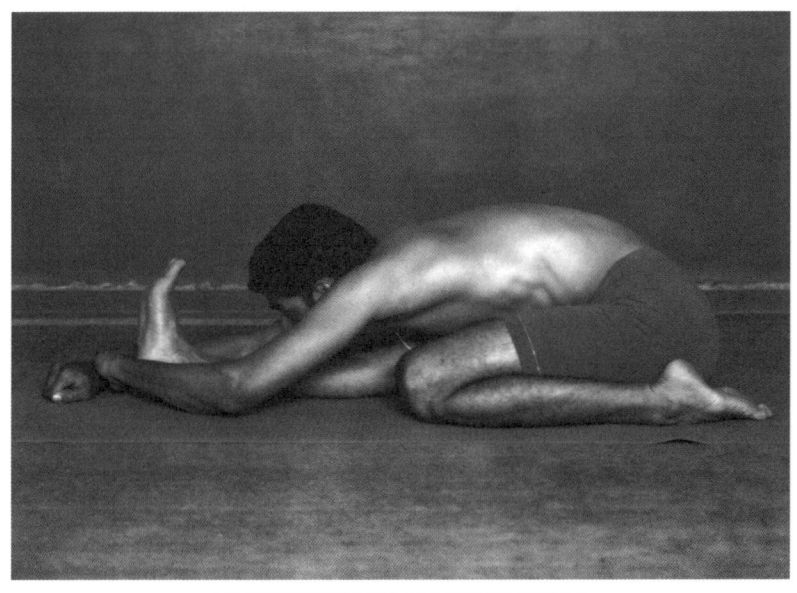

트리앙무카에카파다 파스치마따나아사나

도록 하고, 두 무릎은 붙인다. 왼발바닥이 바닥과 직각이 되도록 똑바로 세우고, 양손으로 왼발을 잡고, 머리와 가슴을 완전히 든 뒤 숨을 들이쉰다. 이것이 빈야사 7번이다. 다음에는 숨을 천천히 내쉬면서 쭉 뻗은 다리 위에 이마를 대고, 푸라카와 레차카를 최대한 많이 한다. 이것이 빈야사 8번이다. 이제 숨을 천천히 들이쉬면서 머리만 든다. 이것이 빈야사 9번이다. 다음에는 파스치마따나아사나에 설명된 빈야사 11번을 한다. 이것이 빈야사 10번이다. 이후 세 개의 빈야사, 즉 11번, 12번, 13번은 수리야 나마스카라 1의 빈야사 4번, 5번, 6번을 따른다. 그런 뒤에는 다시 파스치마따나아사나의 빈야사 7번 자세로 앉아서, 앞에서 오른다리로 한 것처럼 왼다리를 뒤로 접은 뒤, 양손으로 오른발을 잡고, 머리와 가슴을 들고서 숨을 들이쉰다. 이것이 빈야사 14번이다. 이제 숨을 천천히 내쉬면서 쭉 뻗은 다리 위에 이마를 대고, 푸라카와 레차카를 최대한 많이 한다. 이것이 빈야사 15번이다. 다음에는 숨을 천천히 들이쉬면서 머리만 든다. 이것이 빈야사 16번이다. 빈야사 17번은 트리앙무카에카파다 파스치마따나아사나의 빈야사 10번의 방법을 따르고, 빈야사 18번은 수리야 나마스카라 1 또는 파스치마따나아사나 4번의 방법을, 19번은 5번을, 20번은 6번을, 21번은 3번을, 그리고 빈야사 22번은 파스치마따나아사나의 빈야사 2번을 따른다.

효과

트리앙무카에카파다 파스치마따나아사나는 체지방, 체액의 이상 정체, 허벅지 부종(코끼리 다리), 치질, 좌골 신경통 같은 증세나 질병을 치유한다. 몸의 균형도 잡아 준다. 하지만 수행자들은 이 아사나 상태에서 레차카와 푸라카를 천천히 최대한 많이 해야 한다는 점을 잊지 말아야 한다.

수행자가 유념해야 할 점이 있다. 모든 아사나를 할 때는 공통적으로 수리야 나마스카라 1의 빈야사 1번에서 6번까지로 시작한다는 것이다. 또한 모든 아사나는 우트 플루티히(uth pluthi; 양팔의 힘으로 몸을 바닥에서 들어 올리기)로 끝을 맺은 뒤, 수리야 나마스카라 1의 빈야사 4번으로 돌아와서 5번, 6번, 7번, 8번까지 이어진다. 수행자는 이 빈야사들을 하는 방법과, 레차카와 푸라카를 하는 방법을 알아야 한다. 지금부터는 개별적인 아사나의 빈야사와 아사나 상태, 효과만을 설명할 것이다. 독자들과 수행자들은 이것들을 완전히 배워야 하며, 구루의 지도를 받으며 배우는 것이 가장 좋다. (각 아사나의 아사나 상태는 사진을 참조하라.)

15. 자누 쉬르샤아사나 A

자누 쉬르샤아사나(Janu Shirshasana)에는 세 가지 유형이 있으며, 각각 22개의 빈야사로 이루어져 있다. 이 중 빈야사 8번과 16번이 아사나 상태이다. 자누 쉬르샤아사나의 레차카와 푸라카 방법은 앞에서 말한 아사나들과 같다. 어떤 사람들은 이 아사나를 마하무드라(Mahamudra)라고 부른다.

어느 아사나든지 호흡과 빈야사를 하는 세부 방법들, 그리고 빈야사 방법에 따라 아사나 상태를 유지하는 방법들은 구루에게 배워야 한다. 여기에서 아무리 설명을 한다고 해도 실제 수행 방법과는 언제나 차이가 있을 것이다. 하지만 그럼에도 불구하고 이 책을 읽는 독자들과 수행자들의 편의를 위해 이런 방법들에 대해 최대한 자세히 설명할 것이다.

방법

빈야사 1번부터 6번까지는 수리야 나마스카라 1을 따른다. 이 아사나의 빈야사 7번을 위해, 파스치마따나아사나처럼 앉아서 왼다리를 쭉 뻗고, 오른다리를 접어 오른발 뒤꿈치로 항문과 생식기 사이를 누르며, 오른무릎이 90도가 되도록 당긴다. 상체를 앞으로 끝까지 굽히고, 뻗은 왼

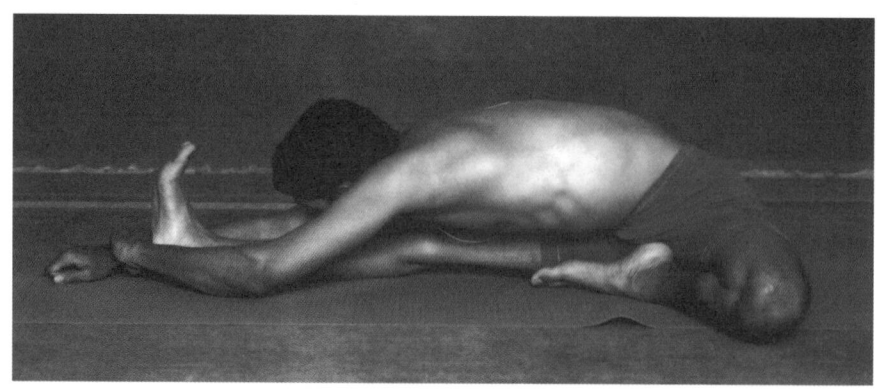

자누 쉬르샤아사나 A

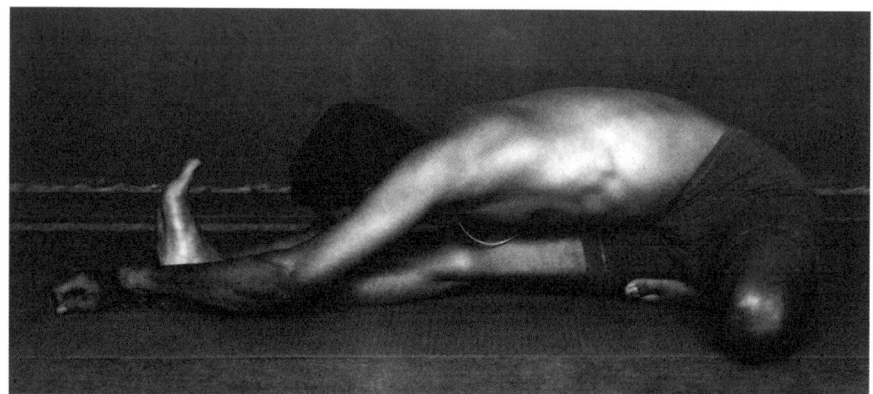

자누 쉬르샤아사나 B

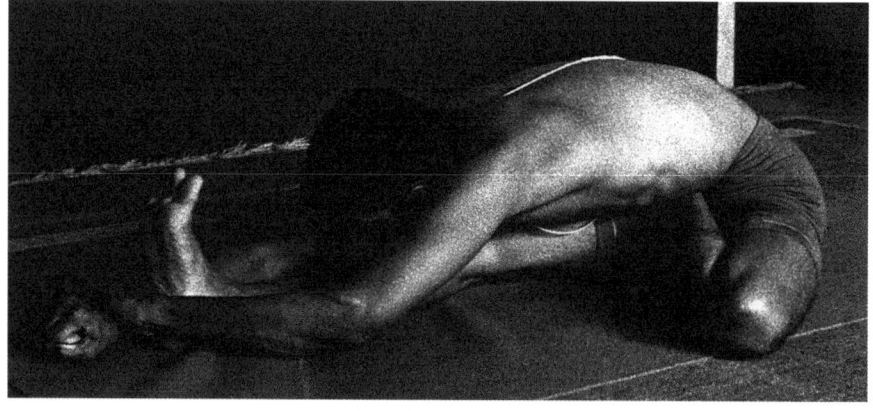

자누 쉬르샤아사나 C

다리의 발을 양손으로 잡는다. 항문을 조이고 아랫배를 잡아당기며, 등을 곧게 펴고, 머리를 완전히 들어 올리며 숨을 들이쉰다. 다음에는 숨을 천천히 내쉬면서, 이마나 턱을 뻗은 왼다리의 무릎에 대고, 레차카와 푸라카를 최대한 많이 한다. 이것이 빈야사 8번이다. 이제 숨을 들이쉬면서 머리를 천천히 들어 올린다. 이것이 빈야사 9번이다. 다음에 이어지는 빈야사들은 앞에서 설명한 아사나들의 방법을 따른다. 자누 쉬르샤아사나는 왼쪽과 오른쪽 모두 수련해야 한다.

자나 쉬르샤아사나 A의 아사나 상태에 있는 동안, 수행자는 잊지 말고 레차카와 푸라카를 최대한 깊게 해야 한다. 이 말을 계속 반복하는 이유는 요가 수행을 통해 수행자의 몸이 다이아몬드처럼 강해질 것이기 때문이다. 그러므로 이에 대해 무관심해서는 안 되며, 믿고 존중하는 마음으로 수행을 해야 한다.

자누 쉬르샤아사나 B

방법

빈야사 1번부터 6번까지는 수리야 나마스카라 1을 따른다. 빈야사 7번에서 파스치마따나아사나처럼 앉아서 왼다리를 쭉 뻗고, 오른무릎을 85도 굽혀 항문이 오른발 뒤꿈치 위에 직접 얹히도록 앉는다. 양손으로 왼발을 잡고, 항문을 조이고 아랫배를 당기며, 등을 똑바로 펴고, 머리를 완전히 들고, 숨을 들이쉰다. 다음에는 숨을 천천히 내쉬면서, 뻗은 왼다리에 이마나 턱을 대고, 푸라카와 레차카를 최대한 많이 한다. 이것이 빈야사 8번이다. 이제 숨을 들이쉬면서 천천히 머리를 든다. 이것이 빈야사 9번이다. 다음에 이어지는 빈야사들은 앞에서 설명한 아사나들의 빈야사 방법을 따른다. 지금까지 설명한 방법으로 왼쪽과 오른쪽 둘 다 수련해야 한다.

자누 쉬르샤아사나 C

방법

빈야사 1번부터 6번까지는 수리야 나마스카라 1을 따른다. 빈야사 7번에서, 다시 파스치마따나아사나처럼 앉아서 왼다리를 쭉 뻗고, 오른발을 사타구니 쪽으로 가져와서, 발가락이 바닥을 누르고 발뒤꿈치가 배꼽을 향하도록 오른발을 뒤틀고, 오른무릎이 앞으로 45도 각도가 되도록 하여 누르고, 양손으로 왼발을 잡고, 허리와 팔을 똑바로 편다. 항문을 조이고 아랫배를 당긴 뒤 숨을 들이쉰다. 다음에는 숨을 내쉬면서 상체를 완전히 굽혀, 뻗은 왼다리에 이마나 턱을 대고, 오른발 뒤꿈치로 배꼽을 누르면서, 푸라카와 레차카를 최대한 많이 한다. 이것이 빈야사 8번이다(136쪽 사진). 다시 숨을 들이쉬면서 머리를 들고 팔을 뻗는다. 이것이 빈야사 9번이다. 다음에 이어지는 빈야사들은 앞에서 설명한 아사나들의 방법과 같다.

효과

자누 쉬르샤아사나는 무트라 크릇츠라(muthra krcchra; 배뇨시 통증)와 다투 크릇츠라(dhatu krcchra; 정액 감소), 당뇨병과 같은 질병을 낫게 해 준다. 잘못된 식습관, 지나친 커피 음용, 무분별한 행동, 해로운 것을 보는 것, 안 좋은 수면 습관, 과도한 성행위나 안 좋은 시간에 갖는 성관계, 제때에 어긋난 식사 등은 췌장, 간 등과 같은 소화샘 분비 기능을 무너뜨린다. 그러면 간이 약해지고 소화도 안 된다. 그 결과, 소화된 음식이 변환되어 생기는 생명력이 약해지고 조직에 수분이 과도해져서 사람이 힘을 잃기 시작한다. 그가 더 약해지면 소변 조절이 어려워지고 자기도 모르게 저절로 소변을 지리게 된다. 생식기도 약해져서 무트라 크릇츠라와 같은 질환이 생긴다. 그러면 잠자리에서 소변을 지리게 되고 정액이 소변과 함께 배출된다. 스와프나 스칼라나(swapna skalana; 몽정)와 같은 증상이 곧 생겨나고 몸은 더더욱 약해진다. 만일 이러한 질환 하나가 몸을 덮치면 다른 질환들이 곧 뒤따르게 되며, 죽음에 더욱 가까워진다. 무트라 크릇츠라와 다투 크릇츠라 같은 기능 장애는 때로는 당뇨병의 증상이므로, 이런 질환들은 되도록 일찍 치료하는 것이 중요하다. 이런 질환들에 무관심하고 제때 치료하지 못하면, 빈혈이 생겨 수척해지고 다른 병에 걸릴 수도 있다. 그러므로 이러한 병을 조심하는 것이 중요하다. 의사들은 이런 질환들을 야피야 로가(yapya roga)라고 부르는데, 자누 쉬르샤아사나는 이런 심한 질병들을 없애 주고, 다투와 연결된 시바니(sivani)라는 나디를 정화시키고 강하게 한다. 시바니 나디가 더 강해지면 당뇨병뿐 아니라 다투의 결점들까지 없애 준다.

또한 자누 쉬르샤아사나는 간과 연결되어 인슐린 생성을 책임지는 나디인 비리야 날라(virya nala)를 정화시키고 강하게 한다. 자누 쉬르샤아사나 A와 B는 남성의 비리야 날라를, 자누 쉬르샤아사나 C는 여성의 비리야 날라를 강하게 한다. 그러나 세 가지 아사나 모두는 남성과 여성에게 다 필요하고 유용하다. 이 방법을 따르면 지금까지 설명한 질병들이 치유될 것이며, 소화력이 증가해 음식이 쉽게 소화될 것이다.

자누 쉬르샤아사나는 나이와 성별에 관계없이 누구나 수련할 수 있다. 이런 맥락에서 나는 젊은이들의 감각 기관이 허약한 탓에 오늘날 인구 과잉에 이르렀다고 말하지 않을 수 없다. 감각 기관을 잘 조절하면, 일정 수의 자녀만을 갖게 되며, 총명하고 건강하고 경건하며 장수하는 후손을 생산한다. 그러므로 젊은 남녀는 그다지 유익하지 않은 강연을 듣거나 수술에 의지하는 대신, 감각 기관을 조절하여 자녀 수를 제한하는 방법을 수련해야 한다.[42] 수술과 같은 인위적인 방법도 어느 정도 도움은 되지만 감각 기관의 허약함을 없애지는 못한다. 나의 사견으로는 만일 인도가 건강하고 총명하고 장수하며 신을 믿는 아이들을 생산하려면, 감각 기관을 제어하는 방법을 배워야 한다. 산아 제한은 필요하지만, 자연을 거스르고 몸에 해로운 부자연스럽고 대증(對症)적인 방식은 피하는 것이 좋다. 반면, 자연스러운 방법에 의한 산아 제한은 우리의 지적 능력을 키워 주고 질병이라는 고통에서 해방시키는 동시에, 행복하고 장수하는 삶을 가져다준다. 이런 방법이 아니면 우리는 질병과 가난, 단축된 수명을 피하기 어렵다. 수행자는 이 점을 고려해야 한다. 그

---

42. 이 책 《요가 말라》가 쓰이던 시기에 정부 관료들은 인도의 인구 제한 정책의 일환으로 1자녀 갖기의 장점과 필요성을 국민에게 설득하기 위해 전국을 순회하면서 강연했다. 그

러므로 질병 없이 행복하게 장수하는 삶을 살고 싶다면, 또한 건강하고 총명한 자손을 보길 원한다면, 요가의 철학을 공부하고 요가 수련에 힘을 쏟아야 한다. 요가라는 학문은 북소리의 울림처럼 이를 선언하고 있다. 이 문제를 매우 중요하게 여기는 까닭에 나는 오늘날의 젊은이들에게 이를 거듭 말한다.

자누 쉬르샤아사나를 수행하면, 다투가 강해지고 카마(kama; 욕망)로 향하는 바사나(vasana; 경향성)가 점차 없어질 것이다. 경전에서도 그렇게 말하고 있으며, 나의 개인적인 경험을 봐도 그렇다는 것이 확인된다.

16. 마리챠아사나 A

마리챠아사나(Marichyasana)는 여덟 가지 유형이 있다. 이 중 요가 치킷사(yoga chikitsa; 요가 치료 요법)와 관련 있는 것은 처음 네 가지며, 여기서는 이 네 가지 마리챠아사나에 대해서만 설명하겠다. 마리챠아사나의 이름은 이 아사나를 발견한 현자 마리챠(Maricha)의 이름을 딴 것이다. 마리챠아사나 A와 B는 각각 22개의 빈야사로 이루어져 있으며, 마리챠아사나 C와 D는 각각 18개의 빈야사로 이루어져 있다. 마리챠아사나 A와 B의 아사나 상태는 빈야사 8번과 15번이며, 마리챠아사나 C와 D의 아사나 상태는 빈야사 7번과 12번이다. 빈야사와 호흡 방법은 앞에서 설명한 아사나들과 같다.

방법

빈야사 1번부터 6번까지는 수리야 나마스카라 1을 따른다. 우선 파스치마따나아사나의 빈야사 7번처럼 왼다리를 쭉 뻗고 앉아서, 오른무릎을 접어 올리고 오른발 뒤꿈치를 오른쪽 엉덩이 쪽으로 당긴다. 구부린 오른무릎을 오른팔로 둘러 감싸고, 왼손을 등 뒤로 돌려서 오른손목을 잡고, 왼다리를 쭉 뻗고 가슴을 들어 올린 뒤 천천히 숨을 들이쉰다. 이것이 빈야사 7번이다. 다음에는 숨을 천천히 내쉬면서, 뻗은 왼다리의 무릎에 이마나 턱을 대고 왼다리를 쭉 편 채, 푸라카와 레차카를 최대한 많이 한다. 이것이 빈야사 8번이다(143쪽 사진). 이제 숨을 들이쉬면서 머리를 들어 올린다. 이것이 빈야사 9번이다. 그 다음 빈야사 10번은 우트플루티히이다. 이런 식으로 왼쪽과 오른쪽 모두 수련한다.

17. 마리챠아사나 B

방법

빈야사 1번부터 6번까지는 수리야 나마스카라 1과 같이 한다. 빈야사 7번에서는 양다리를 쭉 뻗고 앉은 뒤, 파드마아사나처럼 왼발 뒤꿈치를 배꼽 쪽으로 당기고, 오른무릎을 구부리고, 오른발 뒤꿈치를 오른쪽 엉덩이 쪽으로 당긴다. 오른팔로 오른쪽 정강이를 둘러 감싼 뒤, 오른손으로 왼손목을 잡고 숨을 들이쉰다. 이것이 빈야사 7번이다. 다음에는 숨을 내쉬면서 코를 바닥에 대고, 푸라카와 레차카를 최대한 많이 한다. 이것이 빈야사 8번이며 아사나 상태이다(143쪽 사진). 다음에는

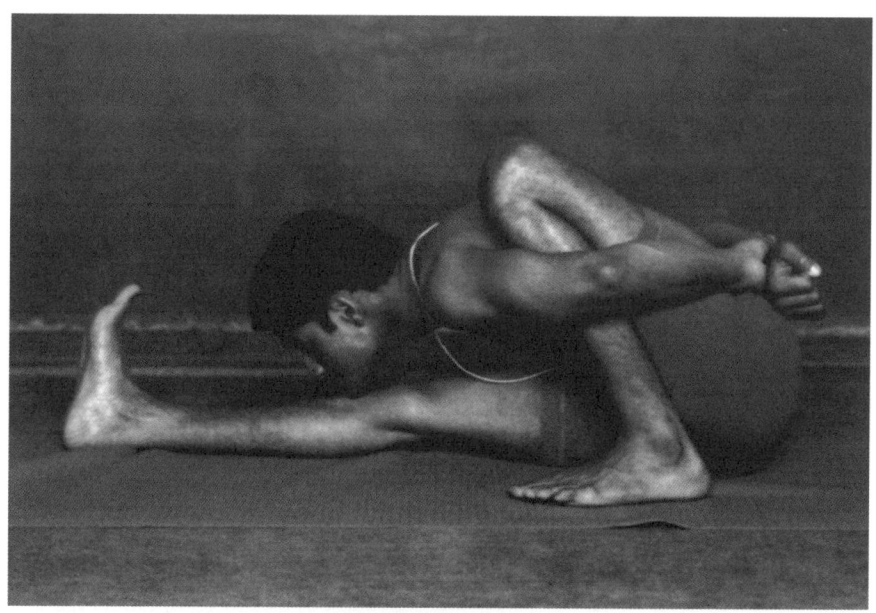

마리챠아사나 A

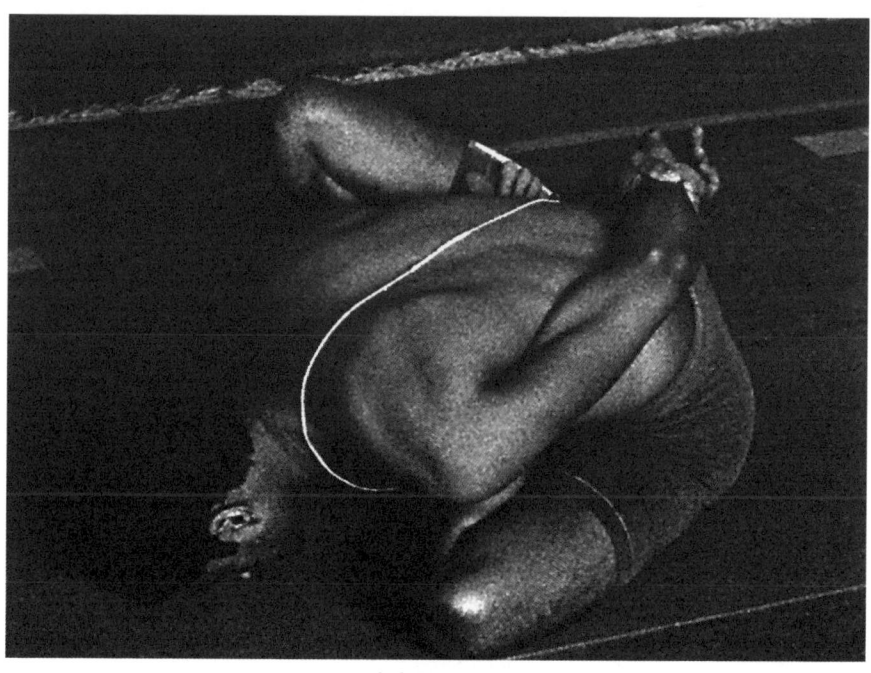

마리챠아사나 B

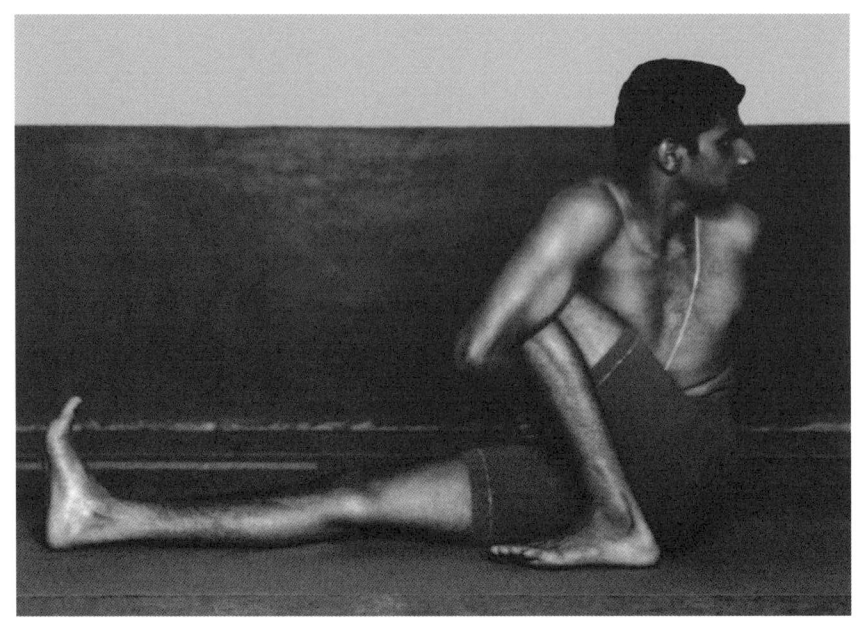
마리챠아사나 C

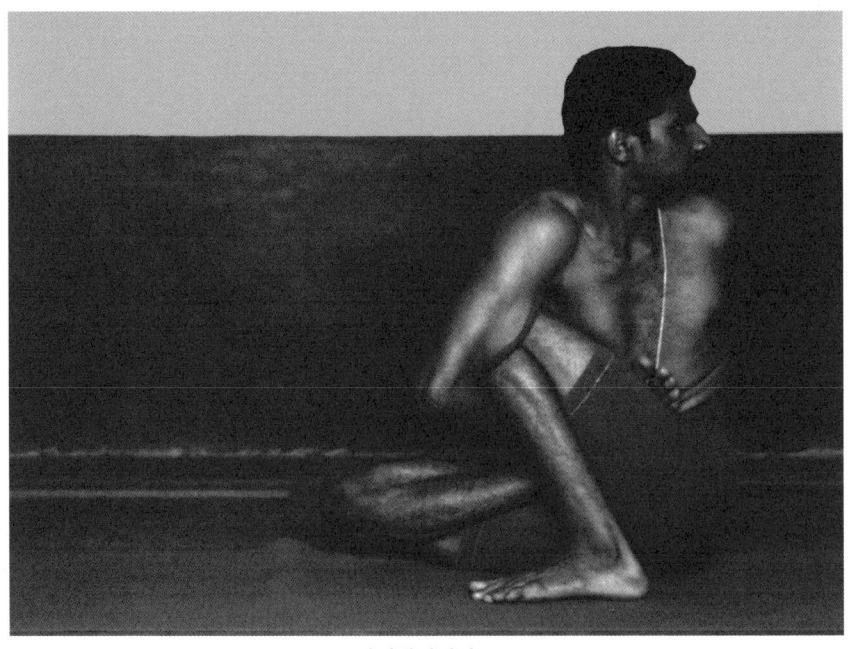
마리챠아사나 D

숨을 들이쉬면서 머리를 들고 가슴을 편다. 이것이 빈야사 9번이다. 다음은 앞에서 설명한 빈야사들의 방법을 따르며, 왼쪽도 같은 방법으로 반복한다.

18. 마리챠아사나 C

방법

앞에서 설명한 방법과 똑같이 왼다리를 쭉 펴고 앉아서, 마리챠아사나 A처럼 오른발 뒤꿈치로 오른쪽 엉덩이를 누른다. 가슴을 펴고 허리를 오른쪽으로 돌리며, 왼팔로 오른무릎의 앞을 감싸며 왼손과 왼팔을 뒤틀어 등 쪽으로 가져가고, 오른팔을 등 뒤로 돌려 오른손으로 왼손목을 잡은 뒤, 가슴과 허리를 펴서 완전히 오른쪽으로 돌린 뒤, 레차카와 푸라카를 최대한 많이 한다. 이것이 빈야사 7번이며 아사나 상태이다(144쪽 사진). 다음은 앞의 아사나들에서 설명한 빈야사들을 따른다. 왼쪽도 같은 방법으로 수련한다.

19. 마리챠아사나 D

방법

마리챠아사나 B처럼 앉아 양팔과 양다리를 구부리면서, 마리챠아사나 C처럼 허리를 비틀고, 왼팔로 오른무릎 앞을 둘러 감싸고 등 쪽으로 향하게 한다. 오른팔을 등 뒤로 돌려 오른손으로 왼손목을 잡은 뒤, 허리를 완전히 비틀고, 가슴을 들어 올린 뒤, 레차카와 푸라카를 천천히 깊게, 최대한 많이 한다. 이것이 빈야사 7번이다(144쪽 사진). 왼쪽도 같은 방법으로 수련한다. 빈야사 방법은 앞의 설명에 따른다.

효과

네 가지 마리챠아사나의 효과는 각각 다르지만, 모두가 개인의 신체적 특성에 맞게 병을 치유한다. 수행자는 이를 유념하여 각 아사나를 수련해야 한다. 각 마리챠아사나는 위와 장의 가스 운동, 설사 같은 직장의 연동 운동 장애를 치유해 주며 소화력을 회복시킨다. 이로 인해 헛배부름, 소화불량, 변비도 없어진다. 생리통을 겪는 여성들은 마리챠아사나 수련으로 나을 수 있다. 자궁도 튼튼해져 착상 상태를 잘 유지하게 되어 자궁이 약해 유산되는 것을 막는다. 바타 피타 코샤(vata pitta kosha; 대장과 쓸개)와 마니푸라 차크라(manipura chakra; 배꼽 중앙에 위치한 세 번째 차크라)가 정화되고 몸은 강해진다. 여성이 마리챠아사나를 수련하는 것은 아주 좋지만, 반드시 구루의 지도를 받으며 수행해야 한다. 견고한 자세로 앉아야 하며, 양손과 양다리를 잡을 때 실수 없이 바르게 잡아야 한다. 임신 2개월이 넘은 여성의 경우에는 마리챠아사나를 수련하지 않아야 한다.

20. 나바아사나

나바아사나(Navasana)에는 13개의 빈야사가 있으며, 이 중 빈야사 7번

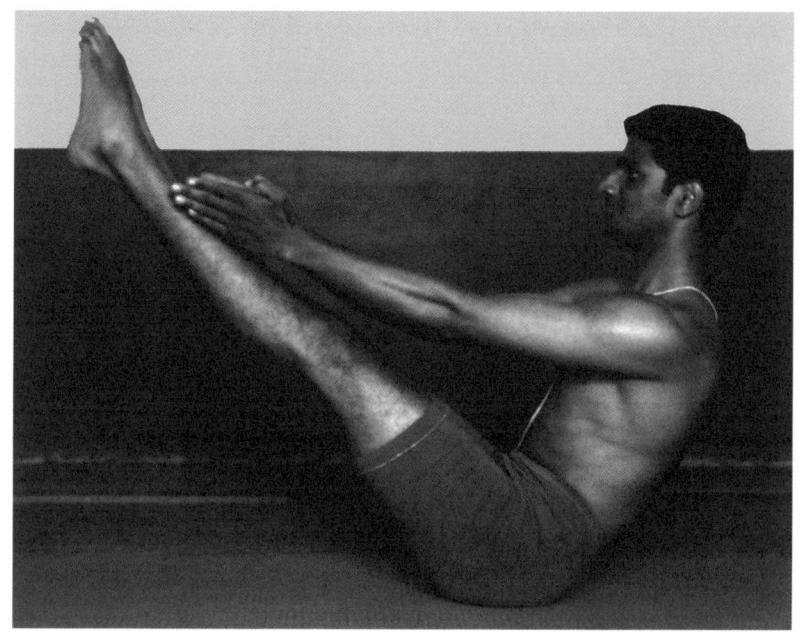

나바아사나

이 아사나 상태이다. 빈야사들의 방법은 앞에서 자세히 설명했다.

방법

빈야사 1번부터 6번까지는 수리야 나마스카라 1과 같이 한다. 빈야사 7번에서는 숨을 들이쉬면서 양팔의 힘만을 이용해서 두 다리를 양팔 사이로 쭉 내민 뒤, 몸과 다리가 바닥에 닿지 않도록 하면서 엉덩이로 앉는다. 다리를 들고 쭉 뻗어 보트(boat; 작은 배) 모양이 되도록 앉은 뒤, 가슴과 허리, 다리를 바르게 펴고, 양팔을 두 무릎 위로 쭉 뻗고, 자세를 유지하면서 레차카와 푸라카를 최대한 많이 한다. 이것이 빈야사 7번이다(147쪽 사진). 다음에는 다리가 바닥에 닿지 않게 하면서 두 다리를 교차시키고, 팔과 손의 힘으로 몸을 바닥에서 들어 올린다. 이것이 빈야사 8번이다(빈야사 7번에서 8번으로 넘어가는 동안 숨을 들이쉰다). 다음에는 숨을 내쉬면서 빈야사 7번으로 돌아온다. 이런 방식으로 아사나를 3~6회 반복한다. 다음에 이어지는 빈야사들은 앞에서 설명한 방법대로 한다. 이 아사나를 하는 동안에는 절대로 쿰바카(숨 멈추기)를 하지 말아야 한다.

효과

나바아사나는 항문관과 척추, 늑골, 아랫배를 정화한다. 또한 음식을 제대로 소화시키지 못해서 생기는 위장병과, 소화력 부족으로 자극받은 바타를 치유한다. 이 밖에 허리를 강화시키는 효과도 있다.

21. 부자피다아사나

부자피다아사나(Bhujapidasana)에는 15개의 빈야사가 있으며, 이 중 빈야사 7번과 8번이 아사나 상태이다.

방법

빈야사 1번부터 6번까지는 수리야 나마스카라 1과 같이 한다. 그 뒤 7번 빈야사로 오면서 숨을 들이쉬며 팔의 힘을 이용하여 점프하고, 두

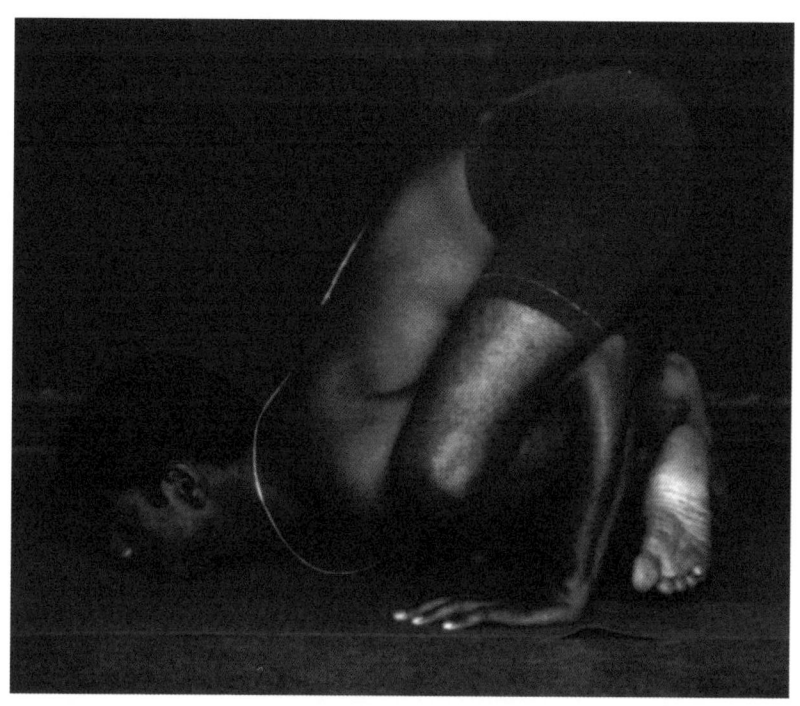

부자피다아사나, 빈야사 8번

다리로 바닥에 닿지 않게 양어깨를 감싸며 두 팔 사이로 집어넣고, 한쪽 발을 다른 발 위에 올리고, 양쪽 허벅지로 두 어깨를 힘껏 조이며 두 팔을 곧게 편다. 이것이 빈야사 7번이다. 다음에는 숨을 천천히 내쉬며, 다리와 발이 바닥에 닿지 않게 하면서 턱만 바닥에 대고, 푸라카와 레차카를 최대한 많이 한다. 이것이 빈야사 8번이다(149쪽 사진). 이제 숨을 들이쉬면서 빈야사 7번으로 돌아온다. 이것이 빈야사 9번이다. 다음에는 숨을 내쉬며, 두 다리를 바닥에 닿지 않게 뒤로 빼 양팔 뒤쪽에 올리면서 양발을 모아 균형을 잡는다. 이것이 빈야사 10번이다. 이제 다시 푸라카와 레차카를 하면서 수리야 나마스카라 1의 빈야사 4번으로 돌아온다. 이것이 빈야사 11번이다. 이어지는 다음 빈야사들은 앞에서 설명한 방법을 따른다.

효과

부자피다아사나를 하면 안나 날라(anna nala; 식도)가 정화되고, 몸이 가벼워지며, 어깨와 허리가 튼튼해진다.

22. 쿠르마아사나

쿠르마아사나(Kurmasana)에는 16개의 빈야사가 있으며, 이 중 빈야사 7번과 9번이 아사나 상태이다. 이 중 빈야사 9번 상태를 숩타 쿠르마아사나(Supta kurmasana; 누운 거북이 자세)라고 한다.

방법

앞서 설명한 것처럼 빈야사 1번부터 6번까지는 수리야 나마스카라 1과 같이 한다. 빈야사 7번에서는 숨을 들이쉬면서 부자피다아사나처럼 점프하여, 팔의 힘만으로 몸을 바닥으로 낮춘 뒤, 두 팔을 허벅지 밑에서 밖으로 쭉 뻗고, 두 다리도 쭉 뻗는다. 턱을 바닥에 대고, 머리를 어느 정도 들어 올린 후, 레차카와 푸라카를 최대한 많이 한다. 다음에는 숨을 내쉬면서 양손을 등 뒤로 돌려 한쪽 손목을 잡는다. 이것이 빈야사

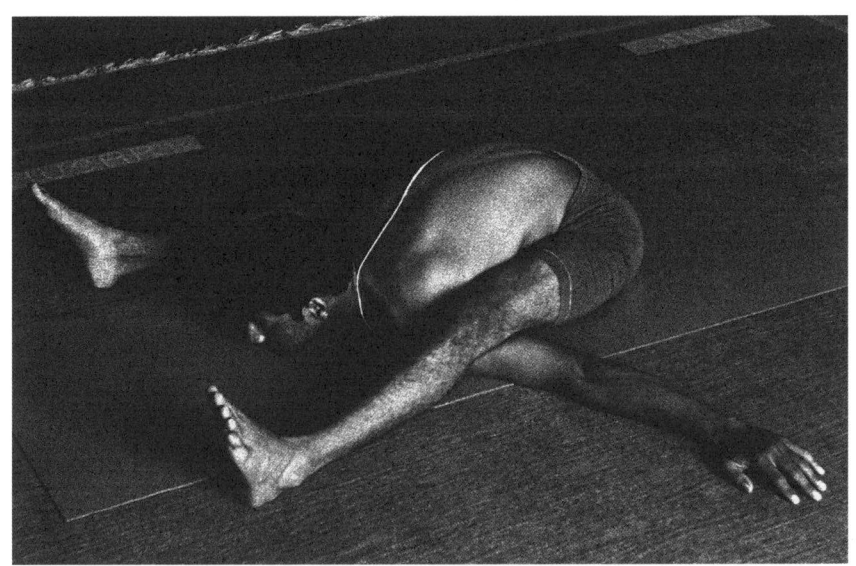

쿠르마아사나, 빈야사 7번

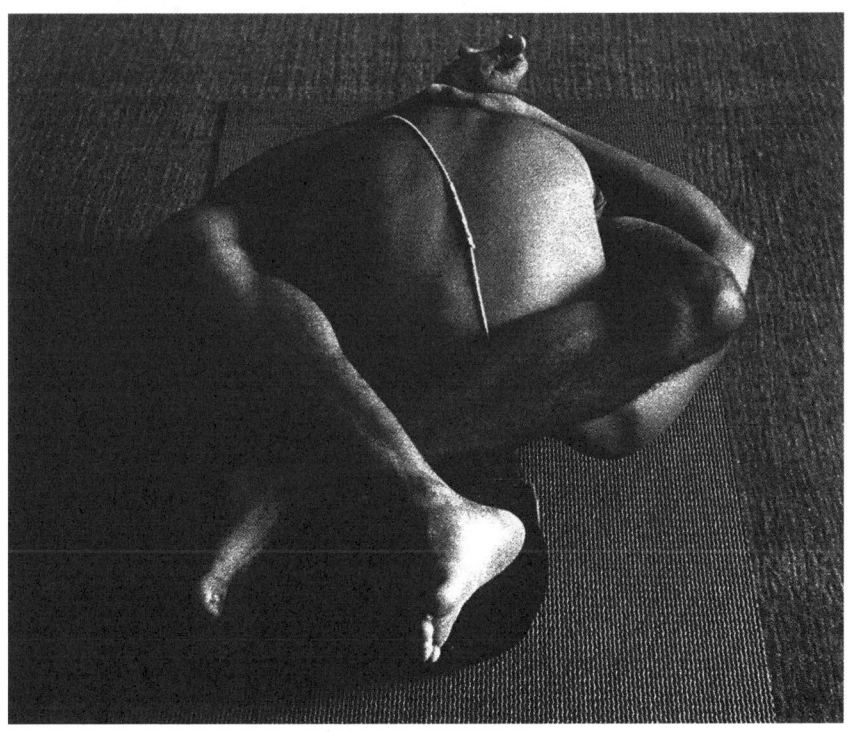

숩타 쿠르마아사나, 빈야사 9번

8번이다. 이제 양다리를 서로 교차시키고, 머리를 바닥에 댄 채로 푸라카와 레차카를 최대한 많이 한다. 이것이 빈야사 9번으로 숩타 쿠르마아사나로 불리는 상태이다. 이어지는 다음 빈야사들은 부자피다아사나의 빈야사 방법을 따른다.

효과

쿠르마아사나는 칸다(kanda), 즉 72,000개의 나디가 생성되는 항문 부위 내의 신경총을 정화한다. 또한 심장과 폐도 정화하며, 카파 도샤(점액질)의 불균형으로 생긴 병들을 치료한다. 가슴이 펴지고, 안 좋은 지방이 분해되며, 척추가 강해진다. 과로로 인한 가슴 통증과 해로운 음식으로 인한 병이 치유되며, 아랫배의 지방이 분해되어 몸이 건강해진다.

23. 가르바 핀다아사나

가르바 핀다아사나(Garbha Pindasana)에는 14개의 빈야사가 있으며, 이 중 빈야사 8번이 아사나 상태이다(153쪽 사진).

방법

앞에서 설명한 것처럼 빈야사 1번부터 6번까지 한 뒤, 파스치마따나아사나의 빈야사 7번처럼 앉는다. 다음에는 오른발을 왼쪽 허벅지, 왼발을 오른쪽 허벅지 위에 올려놓아 파드마아사나 자세를 만든 뒤, 두 팔을 허벅지와 종아리 사이의 공간으로 팔꿈치까지 집어넣고, 두 손으로

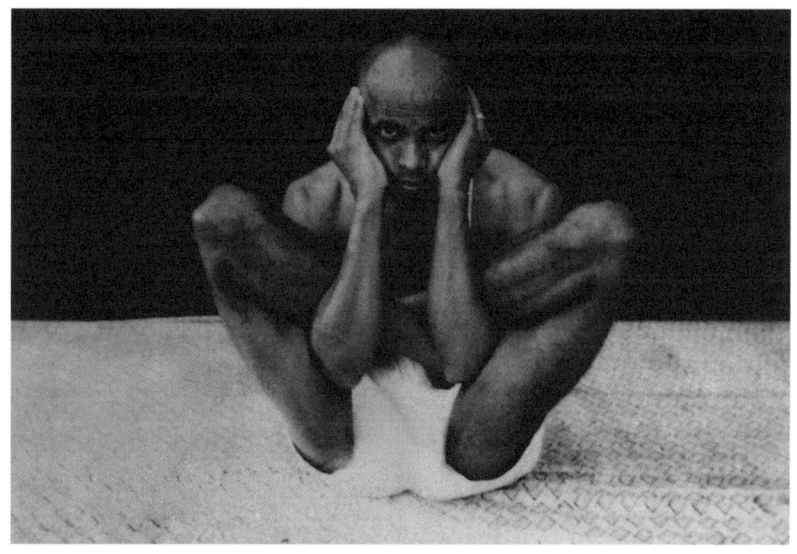

가르바 핀다아사나

양쪽 귀를 잡고 오직 엉덩이로만 앉는다. 가슴과 척추를 펴고, 두 발뒤꿈치로 배꼽 양옆을 누르고, 자세를 유지하면서 레차카와 푸라카를 최대한 오래 한다. 이것이 빈야사 7번이다. 다음에는 고개를 앞으로 완전히 숙인 뒤, 양손으로 머리를 잡고, 숨을 내쉬면서 척추를 둥글게 유지하며 뒤로 구른다. 이제 숨을 들이쉬면서 엉덩이 쪽으로 앞구르기를 하고, 이런 식으로 완전히 한 바퀴가 이루어질 때까지 시계 방향으로 계속 구른다. 뒤로 구를 때는 숨을 내쉬고, 앞으로 구를 때는 숨을 들이쉰다. 이것이 빈야사 8번이다. 다음에는 앞으로 구르면서 양손으로 바닥을 눌러 몸을 일으키며 숨을 들이쉰다. 이것이 빈야사 9번이다. 이어지는 빈야사들과 호흡법은 앞의 아사나들과 같다.

효과

가르바 핀다아사나는 아랫배의 지방을 분해하며, 마니푸라 차크라 즉 제3차크라를 정화하고, 간과 비장의 질병을 없애 준다.

24. 쿡쿠타아사나

쿡쿠타아사나(Kukkutasana)는 14개의 빈야사로 이루어져 있으며, 이 중 빈야사 8번이 아사나 상태이다.

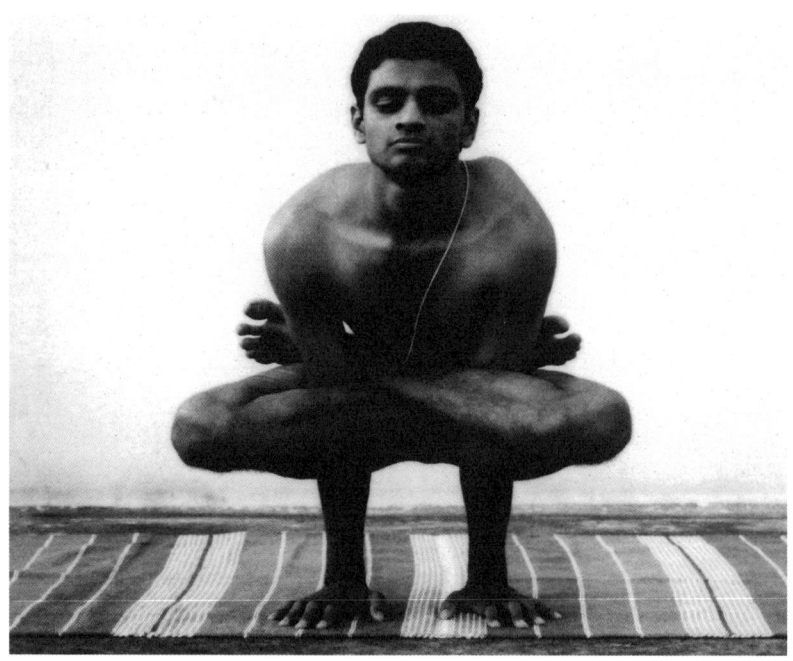

쿡쿠타아사나

방법

빈야사 1번부터 7번까지는 앞의 가르바 핀다아사나를 한다. 다시 말해, 빈야사 7번에서는 파드마아사나를 하며 양팔을 각각 두 무릎 사이의 공간으로 집어넣는다. 다음에는 두 손바닥으로 바닥을 누르고 숨을 들이쉬면서, 파드마아사나 자세 그대로 몸을 들어 올리고 손바닥의 힘으로 선다. 이것이 빈야사 8번이다. 다음에는 이 자세로 복부를 돌리고(나울리(nauli)를 하고), 등과 가슴을 완전히 들어 올린 뒤 레차카와 푸라카를 한다. 다음에는 숨을 들이쉬면서 천천히 몸을 내린다. 이어지는 빈야사들은 가르바 핀다아사나와 동일하다.

쿡쿠타아사나 상태에서는 가슴과 허리와 등을 완전히 곧게 편 상태로 레차카와 푸라카를 깊게 해야 한다. 그리고 두 발뒤꿈치로 배꼽의 양옆을 누르면서, 고개를 들어 올린 상태에서 웃디야나 반다와 나울리를 해야 한다(각주 27번 참조). 그러나 이 아사나에서는 물라 반다가 없다.

효과

쿡쿠타아사나는 장을 정화하고, 아랫배의 지방을 분해하며, 과다한 점액뿐만 아니라 장과 요로(尿路)의 질환을 치유한다.

25. 밧다 코나아사나

밧다 코나아사나(Baddha Konasana)는 15개의 빈야사로 이루어져 있다. 빈야사 7번과 8번이 아사나 상태이다(157쪽 사진).

방법

빈야사 1번부터 6번까지는 앞의 아사나처럼 한 뒤, 파스치마따나아사나의 빈야사 7번으로 와서 숨을 들이쉬면서 양발을 붙이되 발바닥이 하늘을 향하게 하고, 양손으로 양발을 잡아서 발뒤꿈치가 시바니 나디(sivani nadi; 항문과 생식기 사이의 나디)를 누르도록 바짝 당기고, 가슴을 들어 올리고, 무릎을 바닥에 대고 앉는다. 이것이 빈야사 7번이다. 다음은 숨을 내쉬면서 몸을 앞으로 굽혀 머리를 바닥에 댄 뒤, 푸라카와 레차카를 최대한 많이 한다. 이것이 빈야사 8번이다. 다음에는 앞의 아사나들의 빈야사들을 따른다.

효과

이 아사나의 상태에서는 숨을 내쉬면서 항문을 완전히 조여야 한다. 복부를 완전히 집어넣고, 아랫배를 당기고, 항문을 바짝 조이며 레차카와 푸라카를 하면, 변비나 치질 같은 항문 관련 질환이 사라지고 소화불량도 없어질 것이다. 현자 바마나는 밧다 코나아사나를 아사나 중 최고라고 평가하면서 다음과 같이 말했다. "밧다코나아사네 티쉬탄 구다마쿤차옛 붓다 구다로그니브리띠히 시얏 사티얌 사티얌 브라빔야함(현명한 사람이라면 밧다 코나아사나를 하는 동안 항문을 조여야 한다. 이 아사나는 항문 질환을 없애 주기 때문이다. 나는 이것이 참이라고 선언한다)." 많은 사람이 밧다 코나아사나 수련으로 치루와 치질이 치유되는 것을 경험했다. 그러므로 이 아사나를 수련하면 항문과 다투 관련 질환들이 분명히 치유될 것이다.

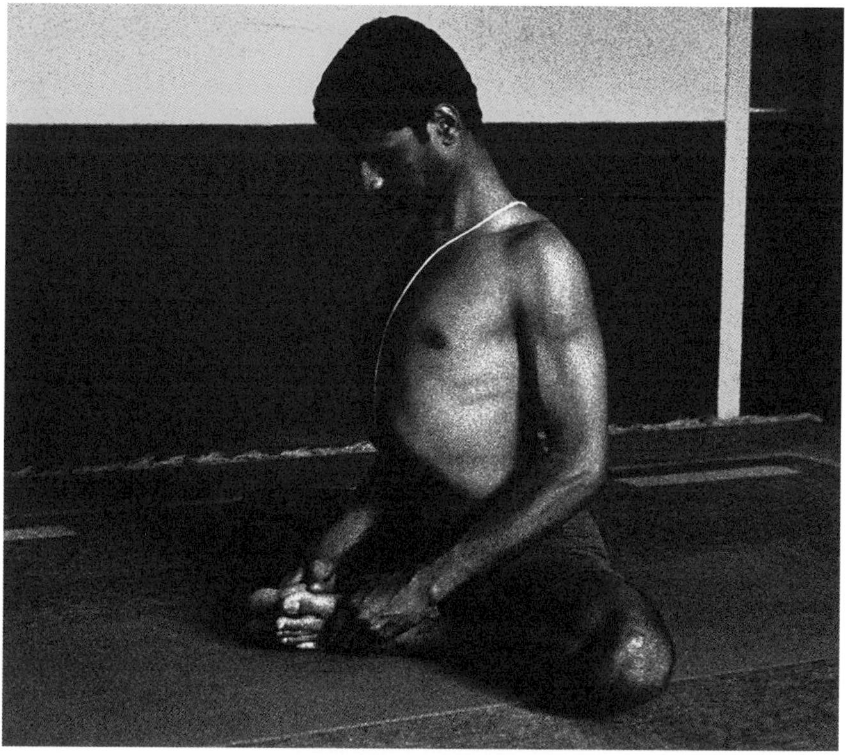

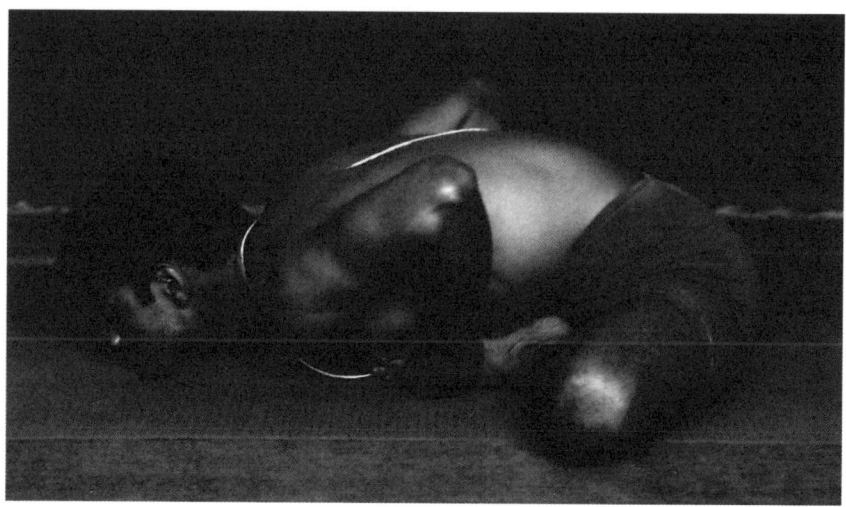

밧다 코나아사나, 빈야사 7번

밧다 코나아사나, 빈야사 8번

이런 맥락에서 이 글을 읽는 독자와 수행자들이 주의 깊게 기억해야 할 점이 하나 있다. 아사나와 프라나야마의 방법을 따르면 모든 병을 틀림없이 치유할 수 있다는 것이다. 그러나 만일 라자스적인(rajasic; 자극적인) 음식과 타마스적인(tamasic; 무거운, 위에 부담 되는) 음식을 계속 먹으면서 아사나를 수련해도 모든 병이 치유될 수 있다고 생각하는 사람이 있다면, 그는 잘못 알고 있다. 그렇게 하면 병이 더 커질 수도 있다.

항문 관련 질환에는 우유와 기(ghee), 반쯤 저은 커드와 같은 사트바적인(sattvic) 음식과 기름기 있는 음식이 가장 좋다. 사트바 음식 중에서도 묽은(tanu) 음식만을 먹어야 한다. 순수하고 기분 좋게 하는 음식을 먹어야 하는 것이다. 이렇게 하면 질병을 앓고 있는 사람이라도 아사나와 프라나야마 수련을 하면 몸과 마음, 감각 기관, 지적 능력이 강화되고 병이 치유된다. 환자는 질병에서 해방되고 약한 사람은 강해질 것이며, 그리하여 프라티야하라(감각의 철수)와 같은 다음 단계의 내적 수련을 할 수 있게 된다. 그러나 사트바적인 식이요법을 엄격하게 따르지 못해 실망했다고 해서 요가 수련 자체를 포기해서는 안 된다. 요가 수련은 각자의 능력에 맞는 식이 요법을 따르면서 계속 추구해야 하는 것이다. 하지만 가능한 한 사트바 음식을 많이 먹는 것이 좋다.

26. 우파비쉬타 코나아사나

우파비쉬타 코나아사나(Upavishta Konasana)는 15개 빈야사로 이루어져 있으며, 이 중 빈야사 8번과 9번이 아사나 상태이다. 빈야사들의 방법은 앞에서 설명한 바와 같다.

방법

빈야사 1번부터 6번까지는 수리야 나마스카라 1과 같이 한다. 다음에는 숨을 들이쉬며, 두 다리를 바닥에 닿지 않게 하면서 팔의 힘만으로 양팔 사이로 점프하여 내민 뒤, 두 다리를 최대한 넓게 벌리고, 무릎을 펴고 앉아서 발의 양쪽을 잡고, 머리와 가슴을 들어 올린다. 이것이 빈야사 7번이다. 다음에는 숨을 들이쉬면서 복부를 끌어당기고, 머리와 가슴을 굽혀 천천히 바닥에 댄 뒤, 푸라카와 레차카를 최대한 많이 한다. 이것이 빈야사 8번이다. (수련이 안정되면, 이 아사나 상태에서 발을 잡은 채로 턱을 바닥에 대고 있을 수 있다.) 다음에는 숨을 들이쉬면서 머리만 들고, 숨을 내쉬고, 발의 양옆을 잡은 채로 몸을 일으켜 엉덩이만으로 똑바로 앉고, 들어 올린 양다리를 쭉 펴서 넓게 벌린 자세를 유지한다. 빈야사 8번처럼 가슴과 양팔과 허리를 곧게 펴고, 위를 쳐다보며, 레차카와 푸라카를 최대한 많이 한다. 이것이 빈야사 9번이다. 이어지는 빈야사들은 앞서 설명한 아사나들의 방법을 따른다.

효과

우파비쉬타 코나아사나 상태에 있는 동안에는 물라반다와 웃디야나반다를 유지하는 것이 매우 중요하다. 항문과 생식기 사이의 중간 부위에 있는 그르드라시(grdhrasi; 좌골 신경)라는 나디가 약해지면, 허리의 힘도 약해지고 다른 나디들도 약해진다. 그르드라시 나디가 약하면, 허리

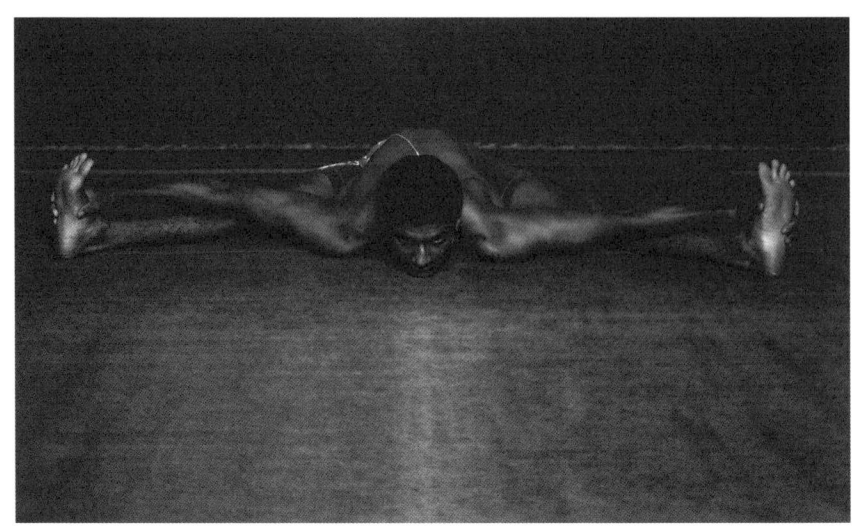

우파비쉬타 코나아사나, 빈야사 8번

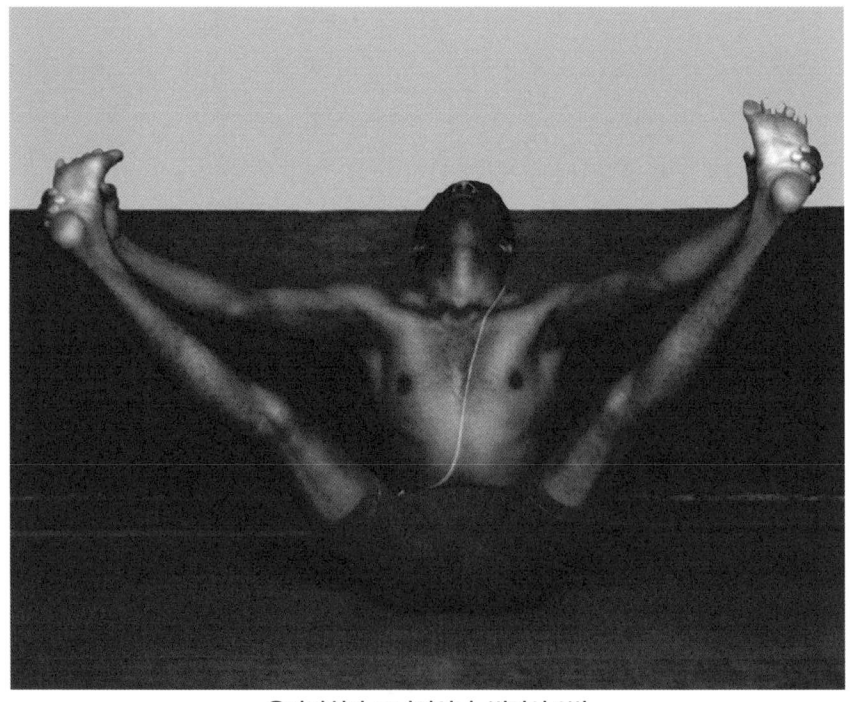

우파비쉬타 코나아사나, 빈야사 9번

가 뻣뻣해져서 앉고 걷기가 힘들다. 그러나 우파비쉬타 코나아사나를 수련하면 이러한 병들이 사라진다. 그르드라시 나디의 힘이 회복되면 다른 나디와 기관들도 강해지며, 우다라 브라마나(udara bhramana; 위장 속의 가스 운동)도 더 이상 일어나지 않고, 장의 연동 운동 문제도 해결될 것이다. 우파비쉬타 코나아사나 수련은 임신부에게는 적절치 않지만, 그 밖의 모든 사람에게는 유용하다.

27. 숩타 코나아사나

숩타 코나아사나(Supta Konasana)는 16개 빈야사로 이루어져 있다. 빈야사 8번이 아사나 상태이다.

방법

빈야사 1번부터 6번까지는 수리야 나마스카라 1과 같이 한다. 숨을 들이쉬면서 파스치마따나아사나처럼 바닥에 완전히 누워서 양다리를 모아 쭉 편다. 이것이 빈야사 7번이다. 숨을 내쉰다. 다음에는 숨을 들이쉬면서 두 다리를 들어 올리고, 숨을 내쉬면서 두 다리를 머리 위로 넘겨 넓게 벌려서 바닥에 대고, 양손의 검지와 중지로 각각 두 엄지발가락을 잡는다. 이것이 빈야사 8번이다. 다음에는 숨을 들이쉬면서 다리를 구부리지 않은 채, 우파비쉬타 코나아사나의 빈야사 9번으로 넘어간 뒤, 숨을 내쉬면서 몸을 천천히 바닥으로 내려 우파비쉬타 코나아사나의 빈야사 8번으로 간다. 이것이 빈야사 9번이다. 이제 숨을 들이쉬면

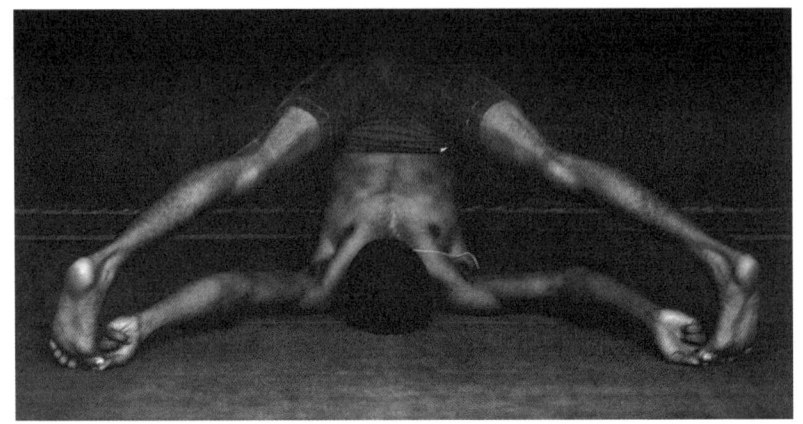

숩타 코나아사나

서 머리만 들어 올린다. 이것이 빈야사 10번이다. 이어지는 빈야사들은 앞서 설명한 아사나들과 같다.

숩타 코나아사나의 아사나 상태인 빈야사 8번은 사르방가아사나(32번 아사나)처럼 두 다리를 들어 올리기, 숨을 내쉬기. 할라아사나(33번 아사나)처럼 다리를 유지하기, 체중 전체를 어깨에 싣기, 두 손으로 두 엄지 발가락을 잡고 있기, 두 다리를 넓게 벌리기, 레차카와 푸라카를 하기로 이루어져 있다. 이 상태에서 복부는 완전히 안으로 끌어당겨야 하지만, 물라 반다나 웃디야나 반다는 하지 말아야 한다. 수행자는 이 점을 반드시 유념해야 한다.

효과

숩타 코나아사나의 효과들은 밧다 코나아사나, 우파비쉬타 코나아사나와 같다. 그르드라시 나디가 정화되며 척추와 허리가 강해진다.

28. 숩타 파당구쉬타아사나

숩타 파당구쉬타아사나(Supta Padangushtasana)는 두 부분으로 이루어진다. 1부는 20개의 빈야사로 이루어져 있고, 2부는 28개의 빈야사로 이루어져 있다. 1부의 아사나 상태는 9번과 13번 빈야사이고, 2부의 아사나 상태는 11번과 19번 빈야사다. 이 아사나 상태들에서는 주의 깊게 호흡법을 해야 한다는 점에 유념해야 한다. 숩타 파당구쉬타아사나는 앞의 아사나들과 다르므로 이 유의 사항을 거듭 강조한다.

방법(1부)

사르방가아사나(32번 아사나)의 준비 자세처럼 바닥에 등을 대고 누워서 레차카와 푸라카를 한다. 이것이 빈야사 7번이다. 다음에는 숨을 들이쉬면서 오른다리를 곧게 펴서 머리 쪽으로 들어 올리고, 왼다리는 곧게 펴고, 오른손으로 오른발의 엄지발가락을 꽉 잡고, 왼손으로는 왼쪽 허벅지를 단단히 누르고, 머리를 바닥에 대고 똑바로 누운 상태를 유지한다. 이것이 빈야사 8번이다. 다음에는 숨을 내쉬면서 머리만 약간 들고, 곧게 편 오른무릎에 코를 대고, 푸라카와 레차카를 최대한 많이 한다. 이것이 빈야사 9번이다. 이제 숨을 들이쉬면서 머리를 바닥까지 내린다. 이것이 빈야사 10번이다. 다음에는 숨을 내쉬면서 오른다리를 바닥에 내리고 두 다리를 붙인다. 이것이 빈야사 11번이다. 왼다리로도 위의 과정을 반복한다. 다음에는 할라 아사나(33번 아사나) 자세로 넘어가서 양손으로 귀 옆 어깨 아래쪽의 바닥을 누르고, 몸 전체를 머리 뒤로 굴려 빈야사 4번 자세로 넘어간다. 이를 차크라아사나(Chakrasana)라고 한다. 이어지는 빈야사들은 이전 아사나들의 방법을 따른다. 여기까지가 1부다.

방법(2부)

빈야사 1번부터 10번까지는 1부와 같이 한다. 숨을 내쉬면서 오른다리를 쭉 뻗어 오른쪽으로 벌리며 바닥에 내린 뒤, 레차카와 푸라카를 최대한 많이 한다. 이것이 빈야사 11번이다. 다음에는 숨을 들이쉬면서 오른다리를 들어 1부의 빈야사 8번으로 돌아간다. 이것이 빈야사 12번이다. 다음에는 숨을 내쉬면서 코를 무릎에 댄다. 이것이 빈야사 13번이다. 그리고 숨을 들이쉬면서 머리를 바닥으로 내린다. 이것이 빈야사 14번이다. 이번에는 왼쪽으로 위의 빈야사들을 반복한다. 사실 어떤 아사나든지 먼저 오른쪽으로 수련하고, 그 다음에 왼쪽을 수련해야 한다. 이것이 숩타 파당구쉬타아사나의 2부이며, 두 부분 모두 매우 중요하다.

효과

숩타 파당구쉬타아사나는 허리 부위와 무릎, 식도와 항문관, 정액의 통로인 요도(비리야 날라)를 정화한다. 옆구리와 허리의 안 좋은 지방을 분해하여 허리는 날씬하고 튼튼하게 하며 몸은 가볍게 만들어 준다. 숩타 파당구쉬타아사나는 임신부를 제외하고 모두가 수련할 수 있다.

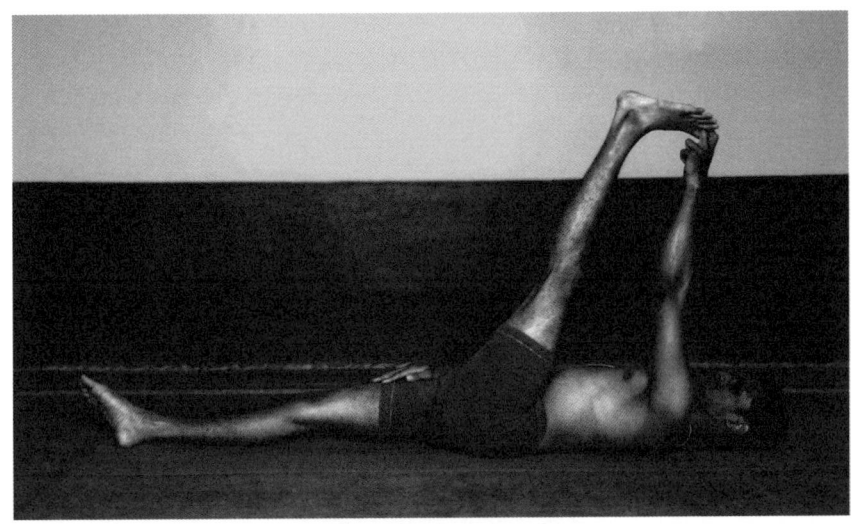

숩타 파당구쉬타아사나(1부)

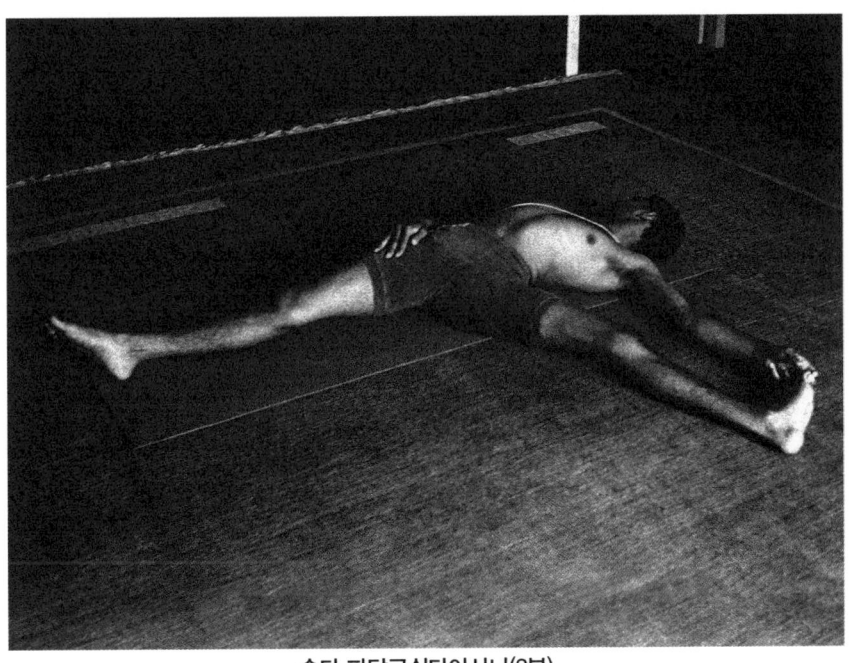

숩타 파당구쉬타아사나(2부)

29. 우바야 파당구쉬타아사나

우바야 파당구쉬타아사나(Ubhaya Padangushtasana)는 15개의 빈야사로 이루어져 있으며, 이 중 9번이 아사나 상태이다.

방법

숩타 파당구쉬타아사나의 빈야사 7번까지 한 뒤, 누워서 두 다리를 모은다. 다음에는 숨을 들이쉬면서 사르방가아사나(32번 아사나)처럼 두 다리를 곧게 펴고, 숨을 내쉬면서 할라아사나(33번 아사나)처럼 두 다리를 머리 너머로 넘겨 바닥에 발을 대고, 양손의 검지와 중지로 각각 두 엄지발가락을 꽉 잡는다. 이것이 빈야사 8번이다. 다음에는 숨을 들이쉬면서 발가락을 놓지 않은 채로 앞으로 굴러, 나바아사나처럼 엉덩이로만 앉아서 레차카와 푸라카를 한다. 이것이 빈야사 9번이다. 이어지는 빈야사들은 앞의 아사나들의 방법을 따른다.

이 아사나의 빈야사 8번에서는 레차카와 푸라카를 둘 다 한다. 수행자는 이 점에 주의해야 한다. 빈야사 9번으로 앉아 있는 동안에는 레차카와 푸라카를 천천히 최대한 많이 해야 하며, 가슴을 들어 올리고 배는 완전히 안쪽으로 끌어당긴다.

효과

우바야 파당구쉬타아사나는 항문과 허리, 위장과 생식기, 그란티 트라야(granthi traya; 항문관에서 시작되는 비나 단다(vina danda) 밑의 세 매듭)를

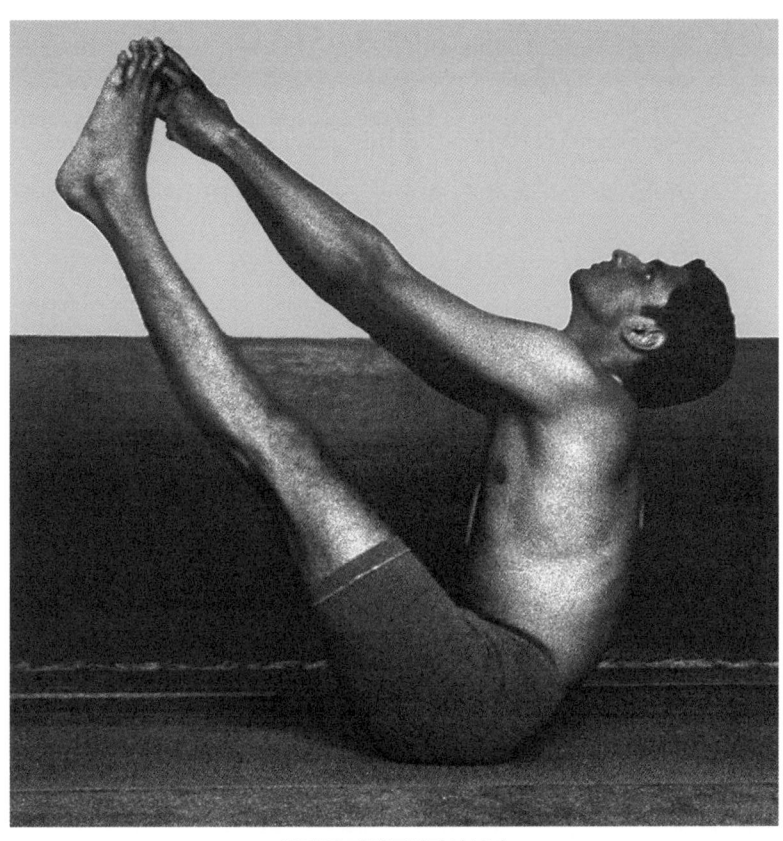

우바야 파당구쉬타아사나

정화시킨다.⁴³⁾ 또한 배뇨시 통증도 없앤다.

---

43. 브라마 그란티(brahma granthi), 비슈누 그란티(vishnu granthi), 루드라 그란티(rudra granthi)라고 불리는 세 가지 매듭은 미묘한 신체 안에 있으며, 수슘나 나디로 올라가는 프라나의 자유로운 흐름을 가로막는다.

30. 우르드바 무카 파스치마따나아사나

우르드바 무카 파스치마따나아사나(Urdhva Mukha Paschimattasana)는 16개의 빈야사로 이루어져 있으며, 이 중 빈야사 10번이 아사나 상태이다.

방법

빈야사 1번부터 7번까지는 우바야 파당구쉬타아사나와 동일하게 한다. 다음에는 우바야 파당구쉬타아사나의 빈야사 8번으로 누워서 발뒤꿈치 근처의 발 양쪽을 잡는다. 이것이 빈야사 8번이다. 다음에는 숨을 들이쉬면서 무릎을 뻗고 엉덩이만으로 견고히 앉아 우바야 파당구쉬타아사나 상태로 오되, 발가락이 아니라 발을 붙잡는다. 이것이 빈야사 9번이다. 이제 숨을 내쉬면서 얼굴을 천천히 무릎 사이에 댄 뒤, 푸라카와 레차카를 한다. 이것이 빈야사 10번이다(169쪽 사진). 다음에는 숨을 천천히 들이쉬면서 우바야 파당구쉬타아사나의 빈야사 9번으로 다시 돌아와 앉는다. 이어지는 빈야사들은 파스치마따나아사나의 방법을 따른다.

효과

우르드바 무카 파스치마따나아사나는 카띠 그란티(katti granthi; 등 아래)와 식도, 스와디쉬타나 차크라(swadishtana chakra), 즉 항문과 배꼽 사이의 부위를 정화한다. 스와디쉬타나 차크라가 정화되면 몸의 움직임이

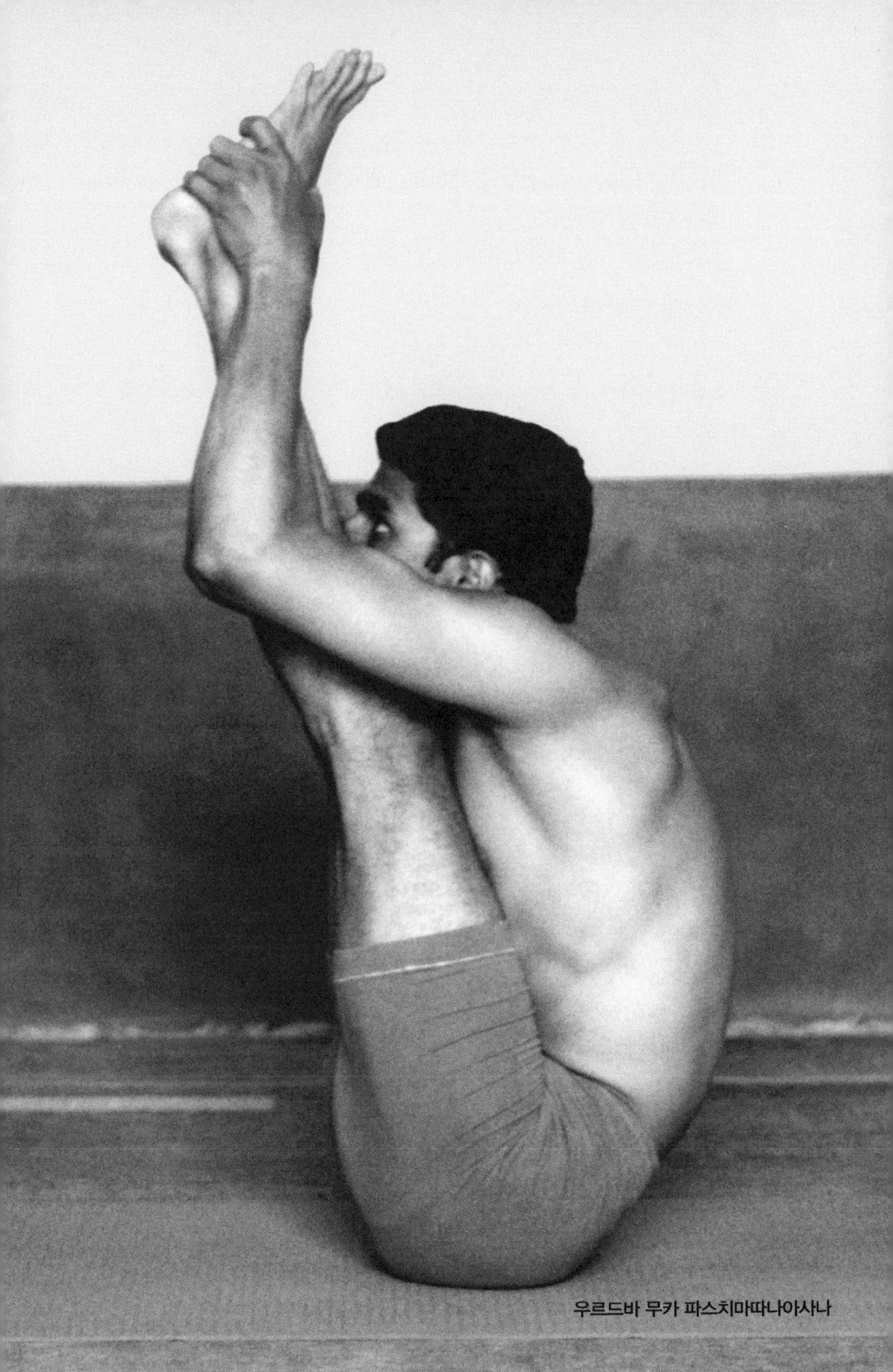

우르드바 무카 파스치마따나아사나

가벼워지고, 모든 신체 활동이 자유롭고 원활해지며, 질병과 같은 장애가 괴롭히지 않을 것이다.

31. 세투 반다아사나

세투 반다아사나(Setu Bandhasana)는 15개의 빈야사로 이루어져 있으며, 이 중 빈야사 9번이 아사나 상태이다.

방법

빈야사 1번부터 6번까지는 앞의 아사나들처럼 한다. 그리고 나서 숩타 파당구쉬타아사나처럼 눕는다. 이것이 빈야사 7번이다. 다음에는 숨을 들이쉰다. 그리고 숨을 내쉬면서 두 무릎을 약간 구부리고, 두 발뒤꿈치를 모은 뒤, 양쪽 새끼발가락을 바닥에 단단히 댄다. 머리를 뒤로 젖히고, 정수리를 바닥에 대고, 가슴을 약간 들어 올리고, 자세를 유지하며, 등을 활처럼 뒤로 젖힌다. 이것이 빈야사 8번이다. 다음에는 가슴 위에서 팔짱을 끼고 숨을 들이쉬면서, 허리와 등을 들어 올리고, 머리와 발만으로 몸을 똑바로 세운 채로 레차카와 푸라카를 최대한 많이 한다. 이것이 빈야사 9번이다. 이제 숨을 천천히 내쉬면서 바닥에 눕는다. 이것이 빈야사 10번이다. 다음에는 다시 숨을 들이쉬면서 곧게 편 다리를 머리 쪽으로 들어 올리고, 양손으로 머리 양옆의 바닥을 누르고 숨을 내쉬면서, 머리를 들고 팔의 힘으로 몸을 뒤로 굴려, 수리야 나마스카라 1의 빈야사 4번으로 온다. 이것이 빈야사 11번이다. 다음의 빈야사들은 이전 아사나들의 방법을 따른다.

효과

세투 반다아사나는 허리와 목을 정화하고 튼튼하게 한다. 또한 물라다라 차크라(muladhara chakra; 뿌리 차크라)를 정화하고, 자타라 아그니(소화력)를 증진시킨다. 식도와 심장, 폐를 정화하고 튼튼하게 한다.

지금까지 설명한 아사나들은 체계적으로 이루어져 있으며, 이 아사나들이 신체의 모든 장기를 체계적인 방식으로 정화하므로 여기에서 소개하는 순서대로 수련해야 한다. 특정한 아사나를 하느라 다른 아사나를 생략해서는 안 된다. 그러면 신체의 한쪽 근육들은 강해지는 반면, 반대쪽 근육들이 약해지기 때문이다. 그러므로 수행자들은 이 아사나들의

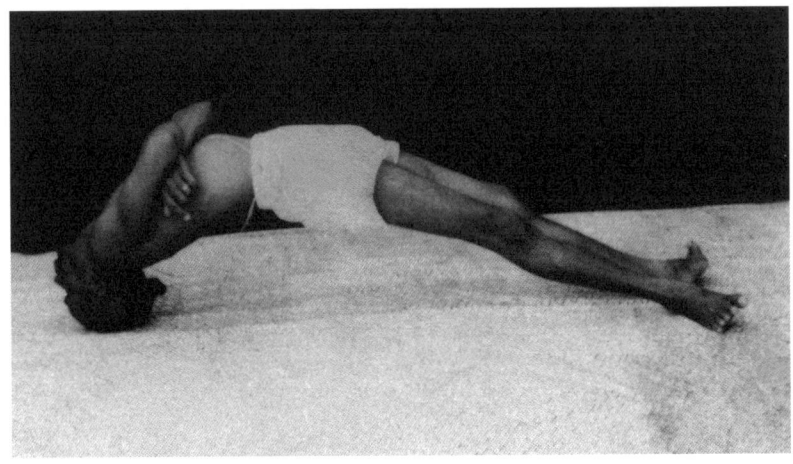

세투 반다아사나

순서를 충실히 지켜야 한다.

여기에서 설명한 대부분의 아사나들은 요가 치킷사, 즉 요가 치료 요법과 관련된 것이다. 다른 아사나들은 쇼다카(shodhaka), 즉 정화와 관련된 것들이다. 이 아사나들은 임신 4개월 이상의 임신부를 제외하고 남녀 누구나 수련할 수 있다.[44] 나이가 아주 많은 사람도 이 아사나들을 잘 알고 수련하면, 몸이 부드럽고 가벼워지며 몸을 더 잘 제어할 수 있게 된다. 하지만 그렇다고 해서 사진이나 책으로 아사나 수련을 배울 수 있다는 뜻은 아니다. 그러는 대신 자애로운 삿구루의 지도 아래 아사나를 수련해야 한다. 나는 수행자들이 이 점을 명심하도록 자꾸 반복하여 말하고 있다.

이제까지 설명한 아사나들을 순서에 따라 수련한 사람이라면 누구나 다음에 이어지는 아사나들을 대부분 수련할 수 있다. 특히 다음에 설명할 아사나들은 모두가 날마다 수련해야 한다. 앞에서 설명한 아사나를 날마다 수련하는 것도 훌륭한 생각이다. 시간이 없을 때는 모든 아사나를 다 수련할 필요는 없지만, 그럴 때에도 체계적인 방식으로 수련해야 한다. 수련이 안정된 후에는 날마다 전체 아사나 수련을 마칠 만한 충분한 시간을 마련할 필요가 있다. 다시 한 번 말하지만, 다음에 설명하는 아사나들은 건강을 위해 날마다 수련해야 한다.

---

44. 임신부가 수련해서는 안 되는 아사나는 마리챠아사나 D와 가르바 핀다아사나이다.

32. 사르방가아사나

사르방가아사나(Sarvangasana)는 13개 빈야사로 이루어져 있으며, 이중 빈야사 8번이 아사나 상태이다. 다음에 설명할 5개의 아사나는 모두 사르방가아사나와 연관되어 있으며, 각 아사나의 이점에 대해서는 한꺼번에 설명할 것이다.

방법

빈야사 1번부터 6번까지는 수리야 나마스카라 1과 같이 한다. 다음은 파스치마따나아사나의 빈야사 7번으로 넘어가서, 자리에 누워 양팔을 몸 옆에 놓고 다리를 곧게 편다. 이것이 빈야사 7번이며, 이 빈야사를 하는 동안 푸라카와 레차카를 4~5번 깊게 한다. 다음에는 두 다리를 곧게 펴서 단단히 붙이고 머리 위로 천천히 들어 올린 뒤, 숨을 들이쉬면서, 온몸의 체중을 어깨로만 떠받치며, 양손으로 허리를 잡고 팔꿈치로 바닥을 누른다. 이것이 빈야사 8번이다. (빈야사 8번에서는 턱으로 가슴을 적당히 누르고, 다리는 곧게 펴고 있어야 하며, 엄지발가락과 코끝은 일직선을 이루어야 한다.)(174쪽 사진 참조.) 5분, 10분, 15분, 점차 시간을 늘리고 나중에는 30분 동안 이 상태를 유지하면서 레차카와 푸라카를 깊게 한다. 이제 양다리를 머리 쪽으로 내리고, 숨을 내쉬면서, 양손을 머리 양옆의 바닥에 대고, 두 다리를 뒤로 밀고, 머리를 들면서 수리야 나마스카라 1의 빈야사로 넘어간다. 이것이 빈야사 9번이다. 이어지는 빈야사들은 앞서 설명한 아사나들의 방법을 따른다.

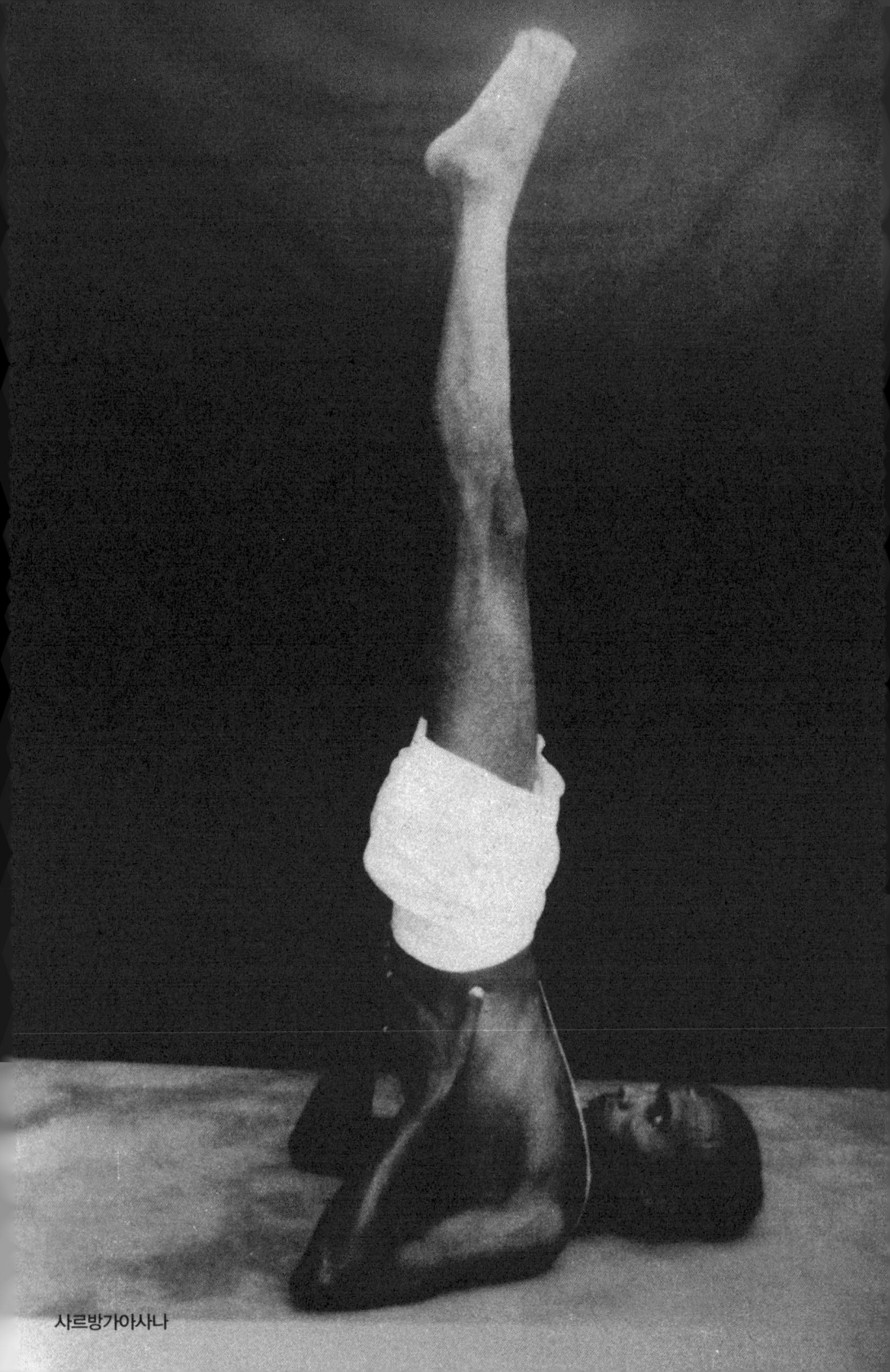
사르방가아사나

33. 할라아사나

할라아사나(Halasana)는 13개 빈야사로 이루어져 있으며, 이 중 빈야사 8번이 아사나 상태이다.

방법

사르방가아사나에서 설명한 것처럼 빈야사 7번까지 실시한다. 다음에는 숨을 들이쉬면서 사르방가아사나처럼 두 다리를 붙여서 들어 올린다. 숨을 천천히 내쉬면서 다리를 쭉 편 채로 머리 뒤로 넘겨 바닥에 댄다. 등 뒤에서 양손을 깍지 끼고, 양팔을 쭉 펴며, 다리를 구부리지 않은 채 턱으로 가슴을 누른다. 푸라카와 레차카를 깊게 최대한 많이 한다. 이것이 빈야사 8번을 이룬다. 다음의 빈야사들은 사르방가아사나의 방법을 따른다. 빈야사 8번에서는 레차카와 푸라카를 둘 다 한다는 점을 수행자들은 유념해야 한다.

34. 카르나피다아사나

카르나피다아사나(Karnapidasana)에는 13개의 빈야사가 있으며, 이 중 빈야사 8번이 아사나 상태이다.

방법

먼저 사르방가아사나처럼 눕는다. 이것이 빈야사 7번이다. 다음에는

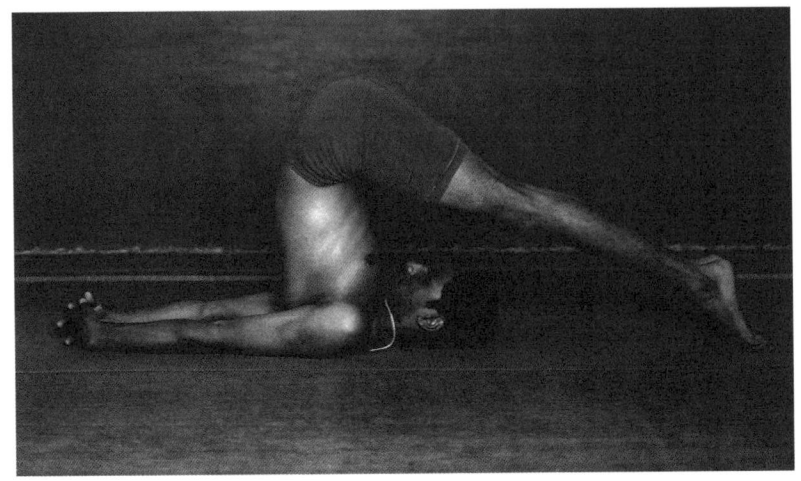

할라아사나

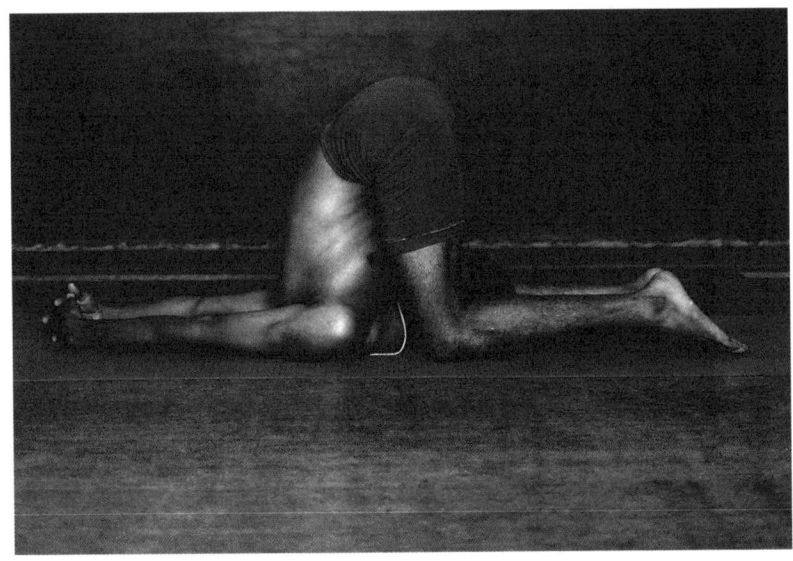

카르나피다아사나

숨을 들이쉬면서 사르방가아사나의 빈야사 8번으로 넘어간다. 이것이 카르나피다아사나의 아사나 상태이다. 숨을 내쉬면서 할라아사나처럼 두 다리를 바닥으로 내린다. 양무릎을 내려 바닥에 대고, 양무릎으로 두 귀를 꽉 잡는다. 양팔을 바닥에 내리고 양손을 깍지 낀 채, 푸라카와 레차카를 최대한 많이 한다. 이것이 빈야사 8번이다. 이 아사나 상태에서는 항문은 조이지 않은 채 복부를 완전히 끌어당긴 상태로 레차카와 푸라카를 해야 한다.

35. 우르드바 파드마아사나

우르드바 파드마아사나(Urdhva Padmasana)는 14개의 빈야사로 이루어져 있으며, 이 중 빈야사 9번이 아사나 상태이다.

방법

앞의 아사나에서 설명한 빈야사들을 다 실시한 뒤 사르방가아사나 상태로 온다. 이것이 빈야사 8번이다. 다음에는 이 상태를 유지하고 숨을 내쉬면서 파드마아사나를 한다. 이것이 빈야사 9번이다. 이 상태에 있는 동안 항문을 조이고, 복부를 최대한 안으로 끌어당기고, 양손으로 무릎을 잡고, 두 팔을 쭉 편 뒤, 푸라카와 레차카를 천천히 최대한 많이 한다. 다음은 푸라카와 레차카를 하면서 두 다리를 풀고, 사르방가아사나의 빈야사 4번으로 온다. 이것이 빈야사 10번이다. 이어지는 빈야사들은 사르방가아사나와 동일하다.

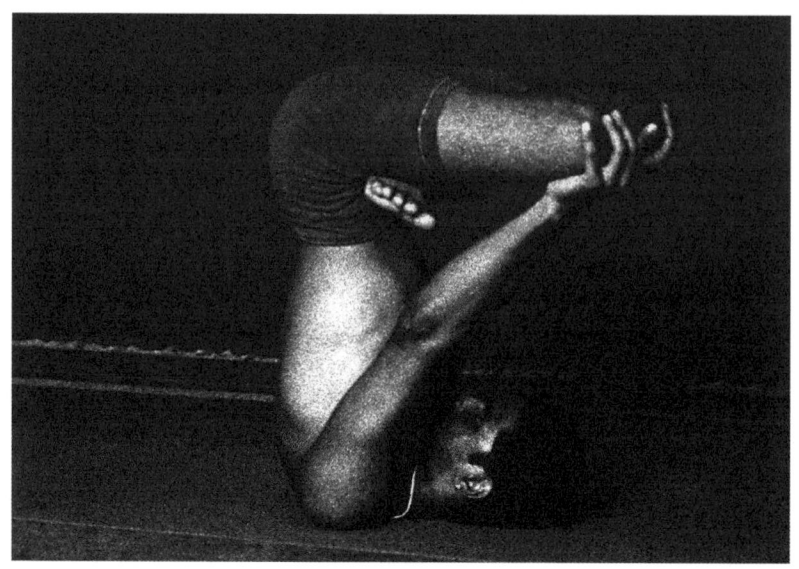

우르드바 파드마아사나

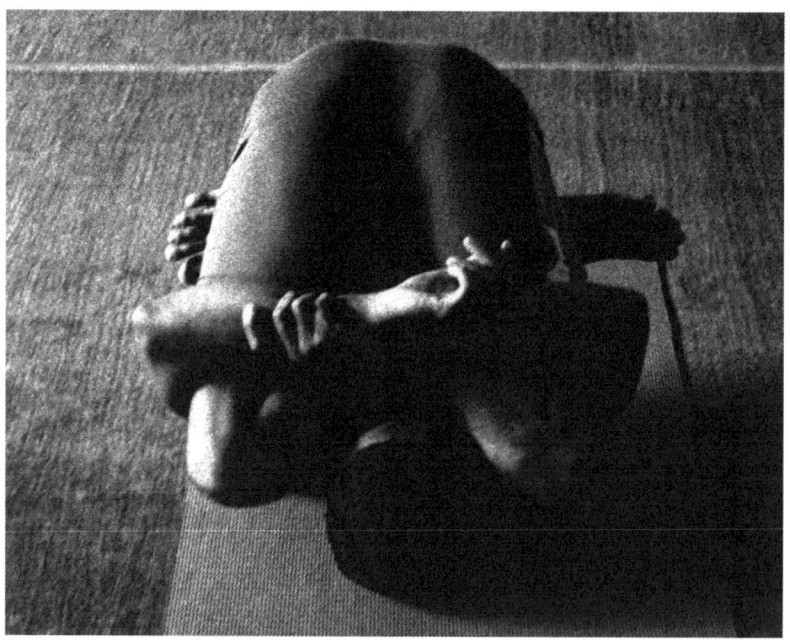

핀다아사나

36. 핀다아사나

핀다아사나(Pindasana)는 14개의 빈야사로 이루어져 있다. 이 중 빈야사 9번이 아사나 상태이다.

방법

빈야사 1번부터 8번까지 앞의 우르드바 파드마아사나처럼 한다. 이것이 핀다아사나의 빈야사 8번이다. 다음에는 푸라카를 하고 레차카를 하면서, 파드마아사나 자세로 있는 두 다리를 천천히 이마 쪽으로 내리고, 양팔로 허벅지를 감싸 파드마아사나 자세로 있는 다리 전체를 껴안으며 손목을 꽉 잡는다. 어깨만으로 몸 전체의 균형을 잡고, 푸라카와 레차카를 천천히 최대한 많이 한다. 이것이 빈야사 9번이다(178쪽 사진). 이어지는 빈야사들은 사르방가아사나와 동일하다.

요가에 대해서 조금이라도 지식이 있는 사람이라면 대부분 사르방가아사나에 대해 알고 있다. 빈야사들의 방법을 모르는 사람들이라도 적어도 사르방가아사나 자체는 들어 봤을 것이다. 그러나 아마도 사르방가아사나와 관련된 아사나들을 수련하는 순서나 어떻게 레차카와 푸라카를 안정되게 하는지, 또는 얼마만큼의 시간을 수련에 할애해야 하는지에 대해서는 잘 모를 것이다. 이런 문제가 생기는 이유는 요가를 잘 알지 못하면서 요가에 대한 애정이나 존경심만으로 이 학문을 전파하고자 하는 사람들이 쓴 책들을 보고 요가에 대한 정보를 얻기 때문이다. 이런 책들을 살펴보면, 아사나와 아사나의 관계, 레차카와 푸라카에 대한 설명이 어디에도 나와 있지 않다. 더군다나 이런 책들에서 설명하는 수련 방법들도 중구난방이다.

나는 수행자들에게 정확한 지식을 알려주는 것이 좋다고 생각한다. 그래서 독자들이 책에 소개된 방법을 잘 따르면 어느 정도 효과를 볼 수 있도록 하는 방식으로 이 책을 쓰려고 애썼다. 현대인들은 요가의 과학에 대한 갖가지 두려움과 부정확한 관념을 갖고 있다. 이러한 두려움과 잘못된 관념들을 없애려면 먼저 경전의 가르침에 따라 요가의 길을 수련하고 그 결실을 경험해야 하며, 그 후에는 이를 다른 사람들에게 전해야 할 것이다. 세상에는 요가에 정통한 탁월한 사람들이 많이 있다. 그들은 훌륭한 제자들을 양성하고 올바른 길로 인도하며, 우주를 이롭게 하기 위하여 그들을 세상에 내보내야 한다. 강의하는 것만으로는 부족하다. "그저 행하라. 이로움을 얻을 것이다." 우리는 말하는 것을 행동으로 보여 줄 수 있어야 한다. 이것이 요가의 주요한 목표이다.

샤스트라카라들은 사르방가아사나와 쉬르샤아사나(39번 아사나)를 "비파리타 카라니(viparita karani)"라고 불렀다.[45] 한 나라에서 왕과 신하들이 중요하듯이, 요강가(yoganga; 요가의 단계들) 수련에서 이 두 아사나는 중요하다. 따라서 수리야 나마스카라로 시작하여 다른 모든 아사나들로 진행하되, 다음의 7가지 아사나로 마쳐야 하며 반드시 다음 순서를 지켜야 한다. 사르방가아사나, 할라아사나, 카르나피다아사나, 우르드바

---

45. 비파리타 카라니(viparita karani)는 반대의, 거꾸로, 반대 방식으로 하는 것을 의미하며, 어깨나 머리로 물구나무서기하는 자세를 가리킨다.

파드마아사나, 핀다아사나, 마츠야아사나, 우따나 파다아사나.

다시 한 번 말하지만, 이 7가지 아사나는 반드시 체계적으로 수련해야 한다. 이 아사나들을 마친 뒤에는 예를 들어 파스치마따나아사나와 같은 아사나를 계속해서는 안 된다. 다른 모든 아사나들을 한 뒤에는 오직 앞에서 설명한 5가지 아사나(사르방가아사나, 할라아사나, 카르나피다아사나, 우르드바 파드마아사나, 핀다아사나)와 앞으로 설명할 3가지 아사나(마츠야아사나, 우따나 파다아사나, 쉬르샤아사나)만을 수행해야 한다. 그러지 않으면 수행자에게 해로울 수 있다. 그러므로 오로지 여기에서 설명한 방식에 따라 수련해야 한다. 이것은 결코 잊지 말아야 할 규칙이다.

아사나 32에서 36까지의 효과

앞에서 설명한 5가지 아사나 중 일부는 골격근을 강화하고, 다른 아사나들은 몸의 여러 부위를 정화하며, 또 다른 아사나들은 내적인 나디, 차크라, 시라(sira; 혈관), 다마니(dhamani; 신경망), 세 가지 도샤, 소화계, 자타라 아그니를 정화한다.

보통 우리가 먹는 음식은 담즙과 섞여 쉽게 소화되고, 그 결과 소화된 음식의 정수가 피로 변한다. 32개의 핏방울은 생명의 액 한 방울로 변하고, 이 생명의 액 32방울이 모여 변한 것을 빈두(넥타, 작은 방울)라고 하는데, 이는 요기에게 암리타 빈두, 즉 불멸의 액으로 알려져 있다. 암리타 빈두는 몸의 모든 부위와 팔다리로 퍼져서 영양을 공급하고 튼튼하게 하며 진정시킨다. 암리타 빈두가 몸에 남아 있는 동안에는 생명도 몸에 존재한다. 그러나 암리타 빈두가 약해지면 죽음이 더 가까워진다. 경전에서도 다음과 같이 말한다. "마라남 빈두 파테나 지바남 빈두 다라낫 〔빈두의 유지가 생명이고, 빈두의 상실이 죽음이다.〕" 그러므로 우리는 무엇보다도 암리타 빈두를 보존해야 한다. 암리타 빈두는 정화되고 잘 보존되어야 하는데, 오로지 사르방가아사나를 비롯한 5가지 아사나를 통해서만 그렇게 될 수 있다. 이 5가지 아사나는 몸의 모든 부위를 정화하고, 빈두가 몸 전체로 퍼지는 것을 촉진한다. 사르방가아사나는 피를 데워서 심장과 폐, 몸의 다른 모든 부위를 정화한다. 이 아사나가 사르방가아사나라는 이름을 얻게 된 이유는 아마 이 때문일 것이다.[46]

이 5가지 아사나에 의해서 비슛디 차크라(vishuddhi chakra; 목 차크라), 심장, 폐, 팔다리, 소화계와 자타라(위장)가 정화되며, 딸꾹질과 마른기침, 변비와 소화 불량, 고혈압을 일으키는 바타(생명의 바람)의 왜곡이 방지된다. 또한 천식 같은 병이나 심장 관련 질환도 예방한다. 의사들은 바타, 피타, 카파 도샤의 변화가 질병을 일으킨다고 믿는다. 만일 카파 도샤에 변화가 생기면 결함이 있는 카파가 늘어나며, 이 카파는 폐로 들어가 굳어져서 호흡을 방해한다. 그러면 몸이 약해진다. 오염된 음식이나 비하라 도샤(vihara dosa; 부적절한 유흥), 전염병에 걸린 사람들과 접촉하면 이런 질병이 생긴다.

심장과 나디에 관련된 병들은 야피야(yapya), 즉 선천적인 것이라고 의사들은 믿는다. 다시 말해, 프라크리티(prakriti; 본질)의 잘못된 변형이

---

46. 사르방가아사나(Sarvangasana)에서 sarva는 '모든', anga는 '팔다리', asana는 '자세'를 의미한다.

라는 것이다. 선천적인 병에 대한 치료는 효과를 볼 수 없으며, 치료를 통해 환자가 잠시 나아진 것처럼 느낄 수는 있겠지만 병을 완전히 낫게 할 수는 없다. 다리에 박힌 가시를 다른 가시로 빼는 것처럼 의술로 이러한 병들을 치료할 수는 없다. 대증(對症) 요법만을 추구하는 의사들은 이러한 병을 치료할 수 없으며, 요가 경전을 연구한 의사들은 신체와 정신의 많은 병이 자연 요법으로 치료될 수 있음을 믿기 시작했다. 요가의 길은 바로 이러한 자연 요법이다.

사르방가아사나는 모든 질병을 치유하고 비슛디 차크라를 정화하며, 암리타 빈두를 강하게 만든다. 할라아사나는 장과 허리 부위, 목구멍 통로를 정화하고 강화한다. 사르방가아사나 같은 아사나는 발음 장애, 목의 통증과 같은 목 관련 장애들과 목 질환, 심장 관련 질병들을 없애 준다. 사르방가아사나는 또한 목의 밑 부분(칸타 쿠파)을 정화하여 질식을 예방하고, 몸 안의 열 때문에 생기는 종기를 사라지게 한다. 가수들이 사르방가아사나를 일정 기간 수련하면 노래를 부를 때 음색과 음조가 더 아름다워진다.

카르나피다아사나는 귀에서 고름과 피가 자주 나오는 것과 같은 귀 질환이나 이명 현상을 없애 준다. 이런 귀 질환을 무시하면 서서히 청력을 잃게 된다. 그러므로 되도록 일찍 카르나피다아사나를 통해 이러한 질환을 치료하는 것이 바람직하다.

우르드바 파드마아사나는 항문과 요로를 정화하고 척추 앞부분을 튼튼하게 한다.

핀다아사나는 아랫배와 척추, 간과 비장, 위장을 정화한다.

사르방가아사나와 연관된 이 5가지 아사나는 몸을 앞으로 굽히는 자세가 포함된다. 다음에 설명할 두 가지 아사나, 즉 마츠야아사나와 우따나 파다아사나는 몸을 뒤로 젖힌다.

앞서 설명한 5가지 아사나는 체계적으로 수련해야 한다. 이 아사나들을 수련한 뒤에는 파스치마따나아사나 같은 다른 아사나 수련으로 넘어가서는 안 된다. 이 5가지 아사나를 한 뒤에는 마츠야아사나, 우따나 파다아사나, 그리고 쉬르샤아사나를 수련해야 한다. 그러지 않으면 수행자에게 해로울 수 있다. 그러므로 수련 중에는 여기서 설명하는 방법을 반드시 따라야 한다. 이것은 니야마(규칙)이며, 수행자가 결코 잊지 말아야 할 것이다.

37. 마츠야아사나

마츠야아사나(Matsyasana)는 13개의 빈야사로 이루어져 있으며, 이 중 빈야사 8번이 아사나 상태이다.

방법

먼저 사르방가아사나처럼 눕는다. 이것이 빈야사 7번이다. 다음에는 숨을 들이쉬면서 파드마아사나 자세를 취하고, 양손으로 머리 양옆 바닥을 누른 뒤, 숨을 내쉬면서 고개를 들어 정수리를 바닥에 댄다. 허리를 들어 올려 등을 뒤로 젖히고, 양손으로 양발을 잡고 팔을 곧게 편 뒤, 푸라카와 레차카를 최대한 많이 한다. 이것이 빈야사 8번이다. 이제는

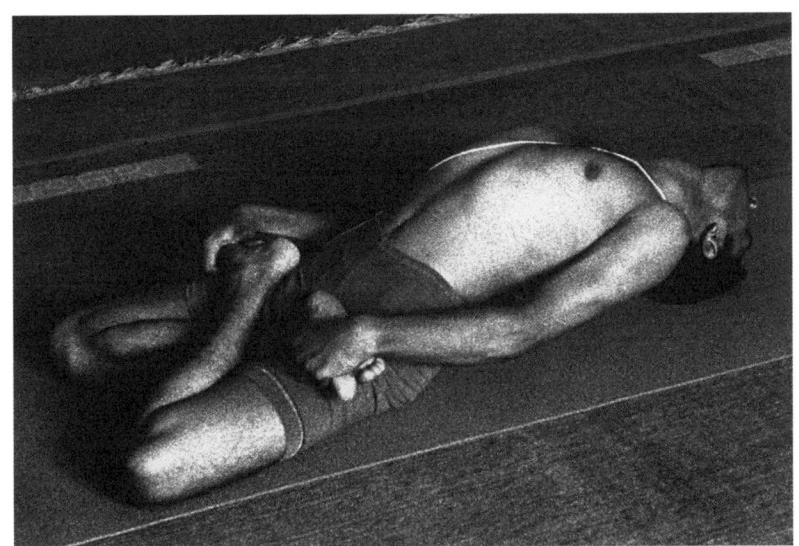
마츠야아사나

숨을 들이쉰 뒤 내쉬고, 머리를 내리고, 파드마아사나 자세에서 다리를 풀고, 할라아사나와 같은 자세로 양다리와 발을 유지한 뒤, 양손을 귀 옆에 대고 굴러서 수리야 나마스카라 1의 빈야사 4번으로 넘어간다. 이것이 빈야사 9번인데, 차크라아사나라고 불린다. 이어지는 빈야사들은 앞서 설명한 아사나와 동일하다.

38. 우따나 파다아사나

우따나 파다아사나(Uttana padasana)는 13개의 빈야사로 이루어져 있으며, 이 중 빈야사 8번이 아사나 상태이다.

방법

사르방가아사나의 빈야사 1번부터 7번까지 실시한다. 이 빈야사 7번은 우따나 파다아사나의 빈야사 7번이기도 하다. 다음에는 앞의 마츠야아사나처럼 고개를 들고 정수리를 바닥에 댄 뒤, 등을 활처럼 구부리고, 다리를 나바아사나처럼 쭉 편다. 곧게 편 양팔을 다리와 평행이 되도록 뻗고, 양손바닥을 모아 합장하고, 온몸을 쭉 편 채, 레차카와 푸라카를 최대한 많이 한다. 이것이 빈야사 8번이다. 다음에는 마츠야아사나의 빈야사 9번을 한 뒤, 몸을 뒤로 굴려 수리야 나마스카라 1의 빈야사 4번으로 넘어간다. 이것이 빈야사 9번이다. 이어지는 빈야사들은 앞서 설

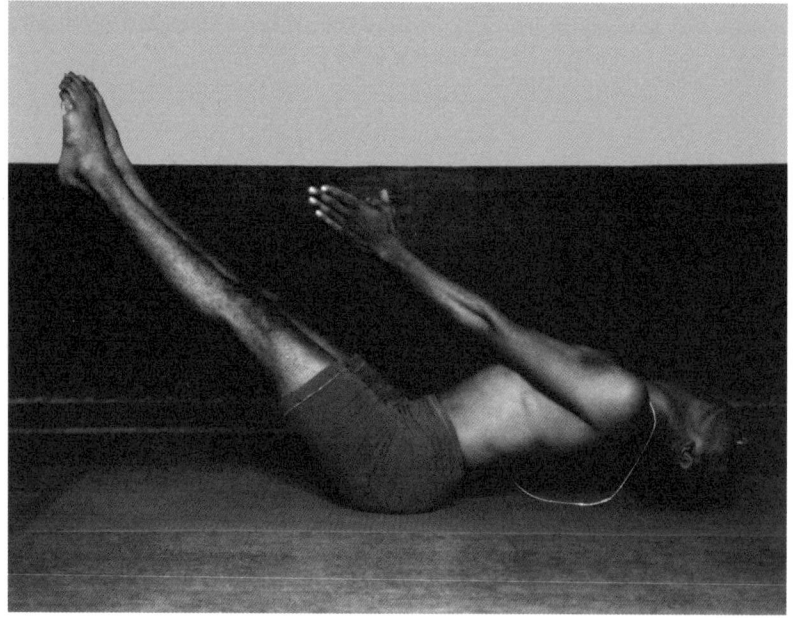

우따나 파다아사나

명한 아사나들의 방법을 따른다.

아사나 37과 38의 효과

마츠야아사나와 우따나 파다아사나는 앞의 5가지 아사나와 반대되는 자세로 앞의 아사나 수련으로 생긴 어깨와 허리 통증을 없애 준다. 또한 간과 비장뿐 아니라 식도와 항문을 정화하고, 허리와 목에 힘을 더해 준다. 마츠야아사나와 우따나 파다아사나는 사르방가아사나를 비롯한 5가지 아사나 수련을 마친 뒤에 해야 한다.

수행자들이 더 잘 이해하도록 돕기 위해 지금까지 7가지 아사나와 그 빈야사 방법들에 대해 따로따로 설명했다. 하지만 각 아사나의 모든 빈야사를 다 수련할 필요는 없다. 아주 긴 시간이 걸리기 때문이다. 그러는 대신, 안정된 레차카와 푸라카의 중요성을 분명히 이해한 후에 일곱 가지 아사나를 통합해서 수련해야 한다. 그러므로 사르방가아사나를 한 뒤에 할라아사나를 하고, 다음에는 카르나피다아사나 상태로 넘어가며, 그 뒤에는 우르드바 파드마아사나, 핀다아사나 순으로 해야 한다. 그리고 푸라카를 마치고 마츠야아사나 상태로 들어가서 레차카를 하고, 우따나 파다아사나 상태로 넘어간 뒤, 마지막으로 푸라카와 레차카를 하면서 차크라아사나를 한다. 수행자는 이 방법을 마음에 새겨야 한다.

39. 쉬르샤아사나

어떤 사람들은 이 아사나를 카팔라아사나(Kapalasana) 또는 비파리타

카라니라고 부르기도 하지만, 쉬르샤아사나(Shirshasana)로 가장 많이 알려졌기에 여기에서도 그렇게 부를 것이다. 쉬르샤아사나는 13개의 빈야사로 이루어져 있으며, 빈야사 8번이 아사나 상태이다. (임신부는 이 아사나를 수련하면 안 된다.)

방법

수리야 나마스카라 1의 빈야사 6번에서 7번으로 넘어오면서 숨을 들이쉬며, 바닥에 무릎을 꿇고 앉아서 양손을 깍지 끼고 두 팔꿈치를 바닥에 댄다. 이것이 빈야사 7번이다. 이제는 레차카를 하고 푸라카를 하면서, 정수리를 바닥에 대고, 깍지 낀 두 손으로 컵 모양처럼 모아 뒷머리를 받치고, 다시 레차카와 푸라카를 하면서, 양다리를 곧게 쭉 펴고 모아서 팔의 힘으로 들어 올린다. 몸을 곧게 쭉 펴고, 발가락을 세우고, 팔의 힘을 이용하여 몸을 똑바로 세운다. 이것이 빈야사 8번이다. 자세를 유지하면서 레차카와 푸라카를 천천히 최대한 많이 해야 한다. 다음에는 숨을 천천히 내쉬면서 두 발을 바닥에 내려놓은 뒤, 엉덩이를 발꿈치 위에 얹고 머리는 바닥에 댄 채 2분가량 휴식을 취한다. 그리고 푸라카와 레차카를 하면서, 점프하여 수리야 나마스카라 1의 빈야사 4번으로 돌아간다. 이것이 빈야사 9번이다. 이어지는 빈야사들은 앞에서 설명한 바와 같다.

그런데 단순히 머리를 밑으로 하고 다리를 위로 올리는 물구나무서기 동작 자체가 곧 쉬르샤아사나는 아니라는 점을 수행자는 유념해야 한다. 그런 것이 아니다. 쉬르샤아사나를 쉬운 아사나라고 착각해서는

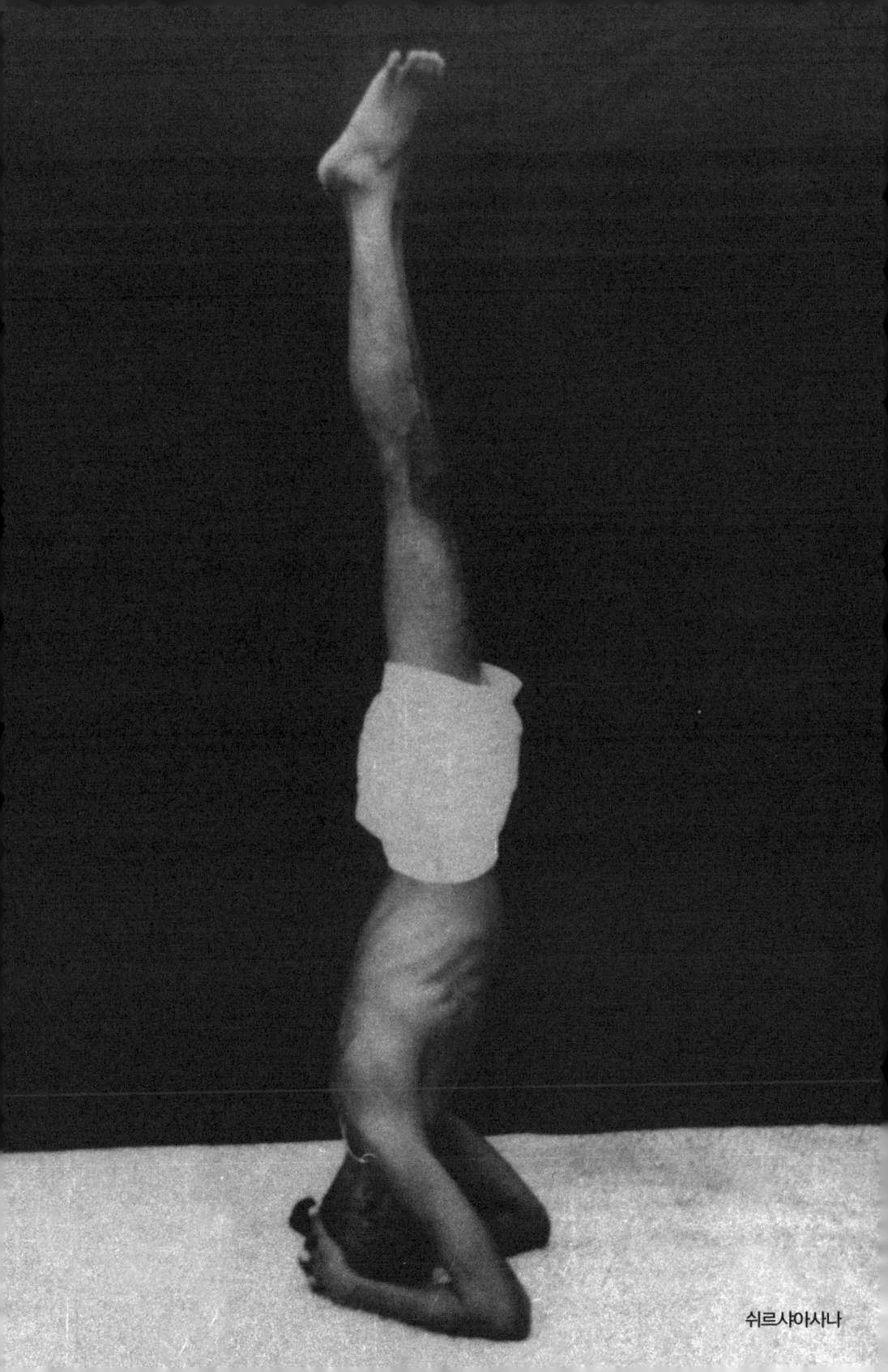

쉬르샤아사나

안 된다. 쉬르샤아사나를 바르게 하는 법을 주의 깊게 배워야 한다. 예를 들어, 이 아사나에서는 양팔의 힘만으로 온몸을 거꾸로 세워야 한다. 만일 그렇지 않고 몸 전체의 하중이 머리에 실리게 되면, 심장에서 나와 팔다리로 흐르는 혈액 순환이 방해를 받아, 바닥에 눌린 정수리의 미묘한 나디들로 원활히 흐르지 못하게 될 것이다. 그 뒤 아사나 상태에서 다리를 내리고 머리를 들 때, 혈액의 쇄도로 인해 뇌의 미묘한 나디들이 손상될 가능성도 있다. 그렇게 되면 신체적, 지적 성장이 방해를 받아 심지어 망상, 정신적 이상, 질병, 수명 단축 등의 결과로 이어질 수도 있다. 그러므로 수행자는 쉬르샤아사나의 방법을 잘 알고 대단히 주의하여 수련해야 한다. 어떤 사람들은 올바른 방법을 모른 채 단순히 책이나 사진을 보고 쉬르샤아사나를 수련하다가 여러 가지 문제를 겪을 뿐만 아니라, 심지어 올바르게 쉬르샤아사나를 수련하는 사람들에게까지 두려움을 심어 준다. 나는 그런 사람들을 여럿 보았다. 또한 이 아사나를 잘못 수련한 결과로 여러 가지 질환을 앓다가 올바른 방법을 배운 뒤 치유되는 모습들도 목격했다. 그러므로 다시 한 번 강조하지만, 쉬르샤아사나를 수련할 때는 주의를 많이 기울여야 한다.

어떤 사람들은 쉬르샤아사나 상태를 2~5분 동안만 유지해야 한다고 말한다. 그 이상 유지하면 수련자에게 해가 될 수도 있다는 것이다. 그러나 이것은 맞는 말이 아니다. 경전에서도 다음과 같이 말하고 있다. "야마 마트람 바쉐 니티얌(세 시간 동안 (쉬르샤아사나 상태에) 머물 수 있다.)" 이는 경험과 학식이 풍부하며 경전을 잘 아는 사람들이 지지하는 견해이며, 또한 옳은 견해이기도 하다. 1야마는 3시간에 해당한다.

쉬르샤아사나 상태를 3시간 동안 유지하려면, 처음에는 5분으로 시작해서 10분, 15분으로, 아사나 상태에 머무는 시간을 5분씩 점점 늘려야 한다. 이런 식으로 여러 날, 여러 달, 여러 해 동안 천천히 수련하다 보면 그렇게 생긴 힘으로 3시간 동안 완전히 아사나 상태를 유지할 수 있다. 이렇게 쉬르샤아사나를 수련하면 몸과 감각 기관, 마음과 지성이 자양분을 공급받아 더욱 발달할 것이다. 하지만 쉬르샤아사나 상태를 5분 이상 유지하지 못하거나 1분도 채 유지하지 못하면 이런 효과를 얻지 못할 것이다.

쉬르샤아사나 상태에서는 아랫배를 완전히 끌어당기고 항문을 완전히 조여야 한다. 다시 말해 물라 반다를 행해야 하는 것이다. 그리고 온몸을 똑바로 세우고 있어야 하며, 쿰바카(숨 멈추기) 없이 레차카와 푸라카를 깊게 해야 한다.

효과

쉬르샤아사나를 수련하면 따뜻한 혈액이 유입되어 머리의 미묘한 나디들, 즉 눈 같은 감각 기관 및 뇌와 관련된 나디들이 정화되고 기억력도 좋아진다. 눈 질환이 사라지고, 눈빛이 살아나며, 더 먼 곳까지 볼 수 있게 된다. 오감도 정화된다. 게다가, 음식이 피로 변형된 결과물이자 순수한 음식과 신선한 공기(이 둘은 몸의 생존에 필수적이다)를 통해 보존되는 빈두는 오직 쉬르샤아사나에 의해서만 사하스라라 차크라(sahasrara chakra; 가장 높은 일곱 번째 차크라. 영적 깨달음이 일어나는 곳)에 다다를 수 있다. 식견이 있는 사람들은 암리타 빈두의 약화를 죽음으로,

암리타 빈두의 보존을 생명으로 여긴다. 그러므로 암리타 빈두를 잘 보존해야 한다. 우리의 몸에 순수한 빈두가 있는 한, 젊음의 신선함이 우리 안에 분명히 존재할 것이다. 오랫동안 꾸준히 수련을 하면 몸에 힘과 광채가 생기며 지적인 능력도 좋아진다. 이는 경험이 반복해서 증명하는 사실이다. 요가 경전에서도 이 점을 확인해 주고 있다. "마라남 빈두 파테나, 지바남 빈두 다라낫, 타스맛 사르바프라얏네나, 빈두 다라남 아비야셋(빈두의 상실이 죽음이요, 빈두의 보존이 생명이다. 그러니 반드시 빈두를 보존해야 한다)."

거듭 말하지만, 빈두를 잃으면 죽음이 오고, 빈두를 보존하면 생명이 온다. 그러니 빈두를 보존하기 위해 온 힘을 다해 수련해야 한다. 쉬르샤아사나가 하는 일이 바로 빈두의 보존이다. 그러나 아무리 많은 글로도 이 아사나의 효용을 전달할 수는 없다. 수행자는 오로지 수련을 통해서만이 쉬르샤아사나가 주는 행복을 향유할 수 있다. 설탕의 달콤함을 묘사하는 것은 불가능한 일이다. 신조차도 설탕의 맛을 봐야 비로소 달콤함을 경험할 수 있다. 이와 같이 설탕을 먹어야 그 달콤함을 느낄 수 있듯이, 쉬르샤아사나로 인한 행복도 직접 수련해야만 경험할 수 있다.

앞에서 말했듯이 쉬르샤아사나와 다른 요가 아사나들의 수련에 대해서는 서로 다른 견해들이 있다. 쉬르샤아사나를 너무 많이 수련하면 망상이나 다른 질병이 생기며 심장도 약해질 수 있다고 주장하는 사람들이 있다. 그들은 쉬르샤아사나를 일정 시간 이상 수련하는 것이 몸에 해롭다고 말한다. 이런 주장은 적어도 요가를 수련했든 안 했든 대중의 인기에 굶주린 사람들이 쓴 책에서나 제기되는 이론이다. 그들은 요가라는 학문에 대한 집착 때문에 분수를 모르고 스스로를 요기라고 부른다. 그저 생각날 때마다 머리를 바닥에 대고 다리를 위로 올리는 것을 쉬르샤아사나 수련이라고 여기는 자들에게는 그들의 말이 어느 정도 맞을 것이다. 당연히 그런 이론들은 경건함과 열정을 지니고 요가를 수련하고 싶어 하는 사람들에게 큰 두려움을 심어 주며, 그런 이론을 내세우는 사람들은 이름을 얻고 큰 명성을 얻는다. 어쨌든 다른 사람이 이루지 못한 것을 이루는 사람은 명성을 얻게 마련이지 않은가? 그러나 이러한 그릇된 개념에는 어떠한 근거도 없다. 실제로 만일 요가에 어떤 위험성이 있다면, 사람들은 일찍이 요가에 대한 흥미를 잃고 요가 수련에 무관심해졌을 것이며, 파탄잘리 같은 가장 위대한 요기의 가르침조차 근거 없는 얘기에 불과하다고 말했을 것이다.

 하지만 만일 경전을 전통적인 방식으로 정확하고 완전하게 연구하고 그 의미를 이해하는 분들이 보여 주는 길을 따른다면, 어디에 위험이 있을 수 있겠는가? 경전을 제대로 읽고 바르게 이해하며, 경건한 구루의 지도를 받으며 수련하고 경험을 쌓으면서 이런 분들의 길을 따른다면, 어디에 해로움이 있을 수 있겠는가? 이타적인 봉사가 인간의 진정한 목적이라고 생각하면서 세상의 모든 쾌락과 부유함을 포기한, 그리고 요가의 진정한 본질을 스스로 직접 알면서 다른 사람들을 돕겠다고 결심한 위대한 영혼들은 이 세상에서 이런 봉사 말고는 다른 어떤 것도 추구하지 않는다. 이런 위대한 영혼들은 이렇듯 세상을 돕는 분들인 것이다. 그러므로 그분들의 길을 따르고 경전을 바르게 배운다면 어떤 위험도 닥치지 않을 것이다.

마흔 살이 넘은 사람은 쉬르샤아사나뿐만 아니라 어떤 종류의 요가도 수련하면 안 된다는 주장도 있다. 경험으로 봐도, 샤스트라카라들의 말을 봐도 이런 주장은 근거가 없다. 결국 파탄잘리 같은 위대한 현자는 질병의 치료를 위해 요가라는 학문을 우리에게 알려주었으며, 몸을 입은 존재들은 이런 병들에 걸리기 쉽다는 것도 매우 당연한 사실이다. 대체 마흔 살이 넘으면 질병에 걸리지 않는다는 말인가?

몸은 질병의 거처이다. 영양이나 수면 등의 부족이나, 심한 역경이나 궁핍으로 인해 몸이 피로해지면 질병이 몸을 덮친다. 그러므로 몸의 질병들을 치료하는 것은 필수적이다. 나이 듦에 따라 마음이 약해지면 감각 기관도 약해진다. 마음이 약할 때는 질병이 쉽게 몸을 덮칠 수 있다. 그러므로 마음의 치유 역시 필수적이다. 다시 말해, 요가 수련에는 나이 제한이 없다는 것이다. 샤스트라카라들은 말한다. "유바 브릇도 티브릇도 바 비야디토 두르발로 피 바 아비야삿 싯딤아프노티 사르바요게쉬 바탄드리타하(젊은이든 늙은이든 아주 늙은이든, 아픈 사람이든 허약한 사람이든, 부지런한 사람은 수련을 통해 모든 요가에 성공한다.)"[47] 이 말은 젊든 늙든(여기서 늙었다는 것은 60세 이상을, 아주 늙었다는 것은 90세 이상을 의미), 남자든 여자든, 병들었든 쇠약하든 상관없이 요가를 수련하는 사람은 완성의 경지에 이를 수 있다는 뜻이다. 남녀노소를 불문하고 병들었든 허약하든 상관없이, 게으른 사람을 제외하고는, 누구라도 요가를 수련할 수 있는 것이다.

---

47. 하타 요가 프라디피카 1장 64절

마지막으로, 수행자들이 수련할 때 쉬르샤아사나를 가장 먼저 한 뒤 다른 아사나를 해야 한다고 주장하는 책들이 있다. 이것은 경전의 내용과 반대되며, 경험에 비추어 봐도 근거가 없다. 더군다나 그런 주장을 하는 사람들은 몸의 특성도 모르는 사람들이다. 쉬르샤아사나는 언제나 마음을 평화롭게 하고 몸의 피로를 완화시킨다. 아유르베다 경전에 관한 전문가들과 그 분야의 숙련된 전문가들에 따르면, 새벽 5시 이전에 일어나 목욕재계를 마친 후 쉬르샤아사나를 가장 먼저 하면 갖가지 문제들이 생길 수 있다고 한다. 왜냐하면 보통 우리가 저녁에 먹는 음식이 몸의 영양분 공급을 담당하는데, 이 음식이 일곱 가지 다투(dhatu)로 변형되기 때문이다. 이 목적에 비춰 보면, 낮에 먹는 음식은 저녁에 먹는 음식에 비해 덜 효과적이다. 우리가 먹는 음식이 잘 소화되어 혈액과 합쳐지기 위해서는 간의 담즙과 섞여야 한다. 담즙이 음식과 잘 섞여야만 음식이 소화되고 일곱 가지 다투로 변형된다. 우리가 먹는 음식 중 몸에 필요치 않은 부분은 대소변이나 땀, 가래 등으로 제거된다. 간에서 생긴 담즙이 음식과 섞이려면 간 밖으로 나와야 한다. 담즙이 음식과 섞여 음식을 소화시킨 뒤 그 근원인 간으로 돌아가기 전까지는, 피타 비카라(pitta vikara; 간을 악화시키고 과도한 열을 일으키는 활동)를 초래하는 행동을 하지 말아야 한다. 이것은 규칙이다. 그러므로 만일 아침에 일어나서 수리야 나마스카라와 다른 아사나를 먼저 하지 않고, 담즙이 아직 몸 전체에 퍼져 있는 상태에서 곧바로 쉬르샤아사나부터 먼저 하면, 담즙이 간으로 돌아가는 대신 몸 전체로 흐르면서 뇌에 손상을 가할 것이다. 반면, 수리야 나마스카라와 다른 아사나를 먼저 하면, 피가 따뜻해지고 깨끗해지며 몸의 각 부분으로 흐르면서 담즙을 진정시킬 것이다. 그 뒤에 사르방가아사나를 비롯한 일곱 가지 아사나를 수련한 뒤, 쉬르샤아사나를 하면, 심장과 지적 능력, 마음이 발달하여 뇌가 해로움을 입지 않도록 막아 주고 장수하게 해 준다. 그러므로 수행자들은 결코 쉬르샤아사나를 먼저 하지 말아야 한다. 또한 쉬르샤아사나를 한 뒤에는 파드마아사나 자세로 앉아 프라나야마만을 해야 하며, 다른 아사나는 수련하지 말아야 한다. 이를 지키지 않으면 분명 위험해질 것이다.

40. 밧다 파드마아사나

밧다 파드마아사나(Baddha Padmasana)는 쉬르샤아사나 다음에 하는 아사나이다. 이 아사나에는 밧다 파드마아사나와 케발라(Kevala; 단순한) 파드마아사나 두 종류가 있다. 밧다 파드마아사나를 하는 중에는 요가 무드라(Mudra)를 행하는데, 이것은 병을 치료하는 효과가 있다. 파드마아사나는 디야나(dhyana; 명상)와 프라나야마 같은 수련에 유용하며, 반다와 무드라 수련에도 도움이 된다. 밧다 파드마아사나는 16개의 빈야사로 이루어져 있으며, 이 중 빈야사 8번이 아사나 상태이다. 빈야사 9번은 요가 무드라로서 매우 중요하다. 수행자는 이 점을 유념해야 한다.

방법

먼저 수리야 나마스카라 1의 빈야사 1번부터 6번까지 실시한다. 다음에는 파스치마따나아사나처럼 양다리를 뻗고 앉아서, 등과 가슴을 곧게

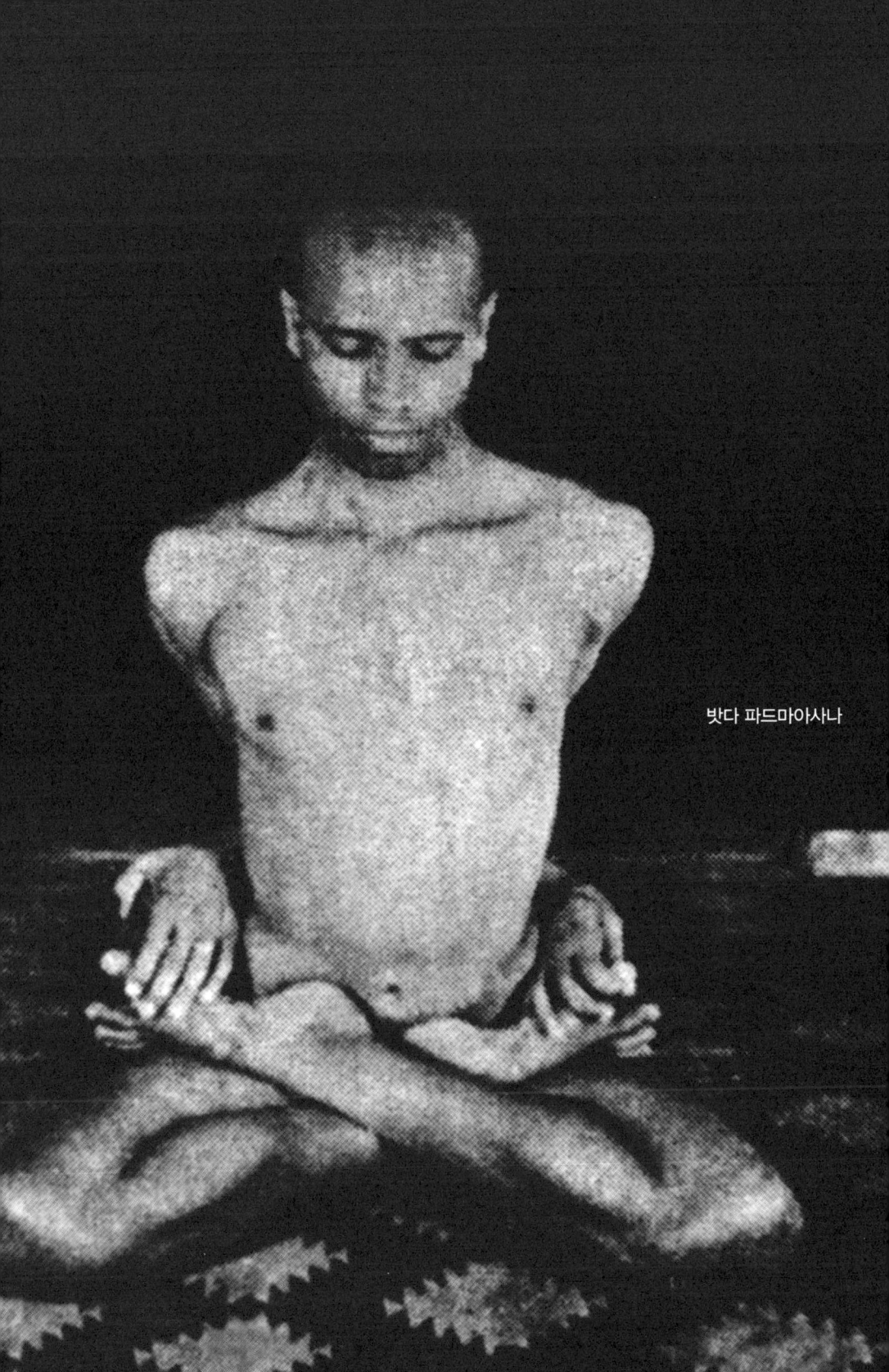

밧다 파드마아사나

펴고, 레차카와 푸라카를 한다. 이것이 빈야사 7번이다. 이제는 오른발을 왼쪽 허벅지에, 왼발을 오른쪽 허벅지에 올려놓고, 두 발뒤꿈치로 각각 아랫배 배꼽의 양옆을 누르며, 양손을 등 뒤로 돌려, 왼손으로는 왼발 엄지발가락을 잡고 오른손으로는 오른발 엄지발가락을 잡는다. 가슴을 앞으로 내밀고, 척추와 허리를 곧게 펴고, 목을 앞으로 굽혀 턱으로 가슴을 누른 뒤, 레차카와 푸라카를 깊게 한다. 이것이 빈야사 8번이다. 다음에는 숨을 천천히 내쉬면서 턱을 바닥에 대고, 배꼽을 완전히 끌어당기며, 몸을 뻣뻣하게 하면서 앞으로 쭉 내밀고, 푸라카와 레차카를 한다. 이것이 요가 무드라라고 알려진 빈야사 9번이다. 다음에는 숨을 들

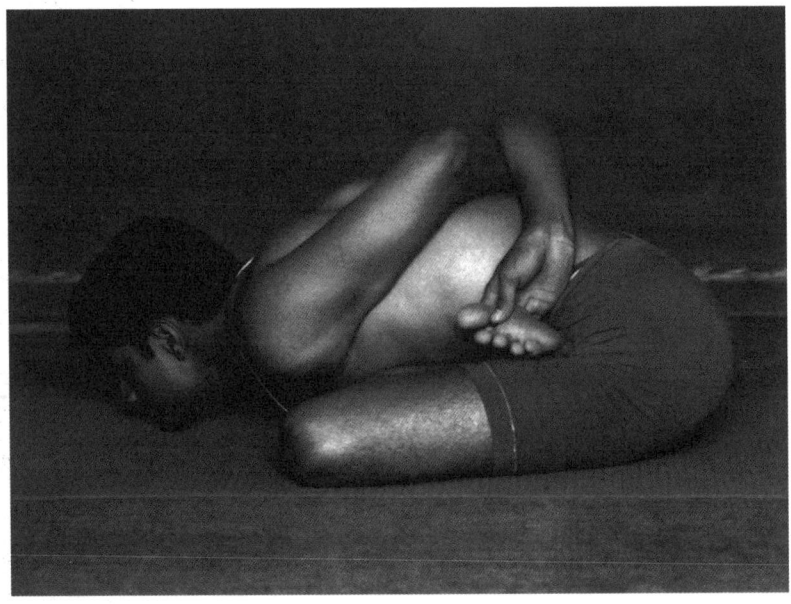

요가 무드라, 밧다 파드마아사나, 빈야사 9번

이쉬면서 발가락을 놓지 않은 채로 머리를 들고, 똑바로 앉아 가슴을 앞으로 내민다. 이것이 빈야사 10번이다. 이어지는 빈야사들은 앞서 설명한 아사나들의 방법과 동일하다.

41. 파드마아사나

케발라 파드마아사나 혹은 단순한 파드마아사나라고도 불리는 파드마아사나(Padmasana)는 특히 프라나야마, 디야나, 산디야 반다나(sandhya vandana; 일출과 일몰에 행해지는 브라만 계급의 종교 의식), 그리고 푸자(puja; 예배 의식)를 행할 때 유용하다. 이런 수련이나 의식을 행하기 위해서는 밧다 파드마아사나를 한 후에 케발라 파드마아사나 자세로 앉아야 한다.

방법

빈야사 1번부터 7번까지는 앞서 설명한 밧다 파드마아사나와 동일하게 한다. 다음에는 오른발을 왼쪽 허벅지에, 왼발을 오른쪽 허벅지에 올려놓고, 두 발뒤꿈치로 각각 아랫배의 배꼽 양옆을 누르며, 양무릎이 바닥에 닿게 하고, 양손을 무릎 위에 올리며, 똑바로 앉아서 등과 가슴과 허리를 곧게 편다. 이것이 파드마아사나이며, 이 자세를 유지하면서 레차카와 푸라카를 천천히 깊게 최대한 많이 한다. 이어지는 빈야사들은 앞의 아사나들과 같다.

밧다 파드마아사나와 파드마아사나의 효과

밧다 파드마아사나의 빈야사 9번, 즉 요가 무드라 상태에서는 미간을 응시하면서 자신이 선택한 신(ishta devata)에 대해 명상해야 하며, 레차카와 푸라카를 최대한 많이 해야 한다. 이것이 중요하다. 밧다 파드마아사나를 수련하면 간과 비장이 정화되고, 척추가 반듯해지며, 항문관이 치유된다. 그러므로 수련하기도 쉽고 매우 유용한 이 아사나를 남녀노소 누구나 하는 것이 좋다. 밧다 파드마아사나의 위대함은 우파니샤드에서도 확인되고 있다.

《요가 야갸발키야》와 《요가 바시슈타》 같은 문헌의 현자들은 파드마아사나를 수련하면 몸의 질병뿐만 아니라 큰 죄들까지 없어진다고 말한다. 그들에 따르면, 이것은 분명하다. 그러므로 파드마아사나는 모든 아사나 중에서도 가장 좋고 위대한 아사나이며, 모든 면에서 수련하기 쉬운 아사나이므로, 모두가 파드마아사나를 수련해야 한다.

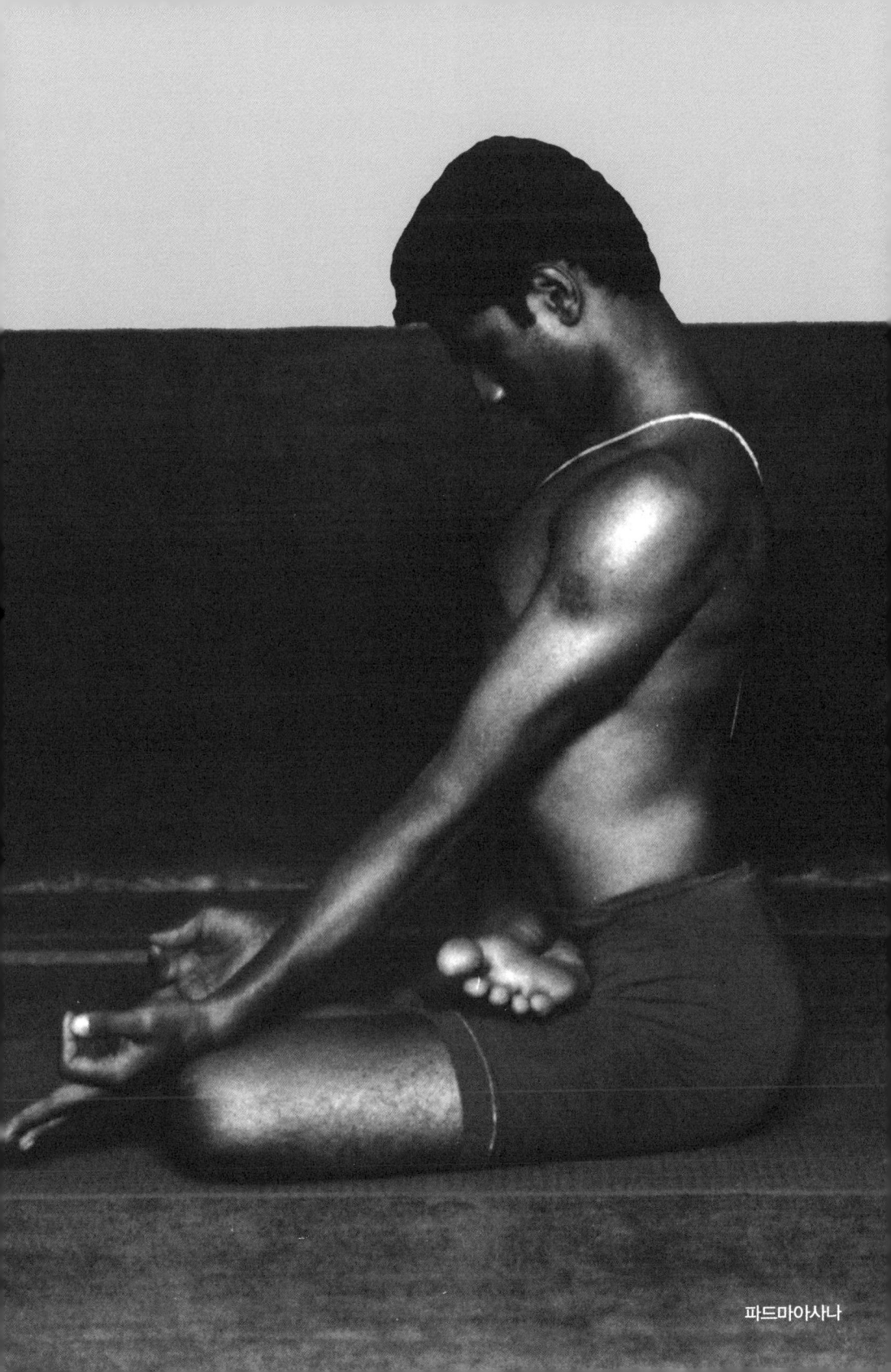

파드마아사나

42. 우트 플루티히

우트 플루티히(Uth Pluthi)는 실제 아사나는 아니지만 매우 유익하다.

방법

파드마아사나를 마친 뒤 다리를 풀지 말고, 양손으로 각각 허벅지 양 옆의 바닥을 단단히 누르고, 양손의 힘만으로 몸을 바닥에서 들어 올린 뒤, 자세를 유지하면서 레차카와 푸라카를 완전하게 최대한 많이 한다. 양팔과 척추, 목은 완전히 곧게 펴야 하며, 턱을 살짝 아래로 숙이고 시선은 코끝을 향해야 한다. 다음에는 수리야 나마스카라 1의 빈야사 4번으로 점프하여 돌아간 뒤, 앞의 아사나들에서 설명한 빈야사들을 한다. 마지막으로, 양팔 사이로 점프하여 두 발을 쭉 내민 뒤, 누워서 5분간 쉰다. 이것으로 수련을 마무리한다.

효과

우트 플루티히는 허리를 강화하고 복부와 항문의 제어를 완성하는 데 유용하다. 엉치뼈 안에 있는 세 가지 그란티(granthi)를 점차 완전히 열어 준다.

지금까지 설명한 아사나들은 본래 치유력이 있는 아사나들이며, 이 아사나들에 대해 가능한 한 자세히 설명했다. 이 아사나들은 공통적으로 로가(roga; 질병) 치킷사, 즉 질병의 치유에 유용한 요가 수련법에 속

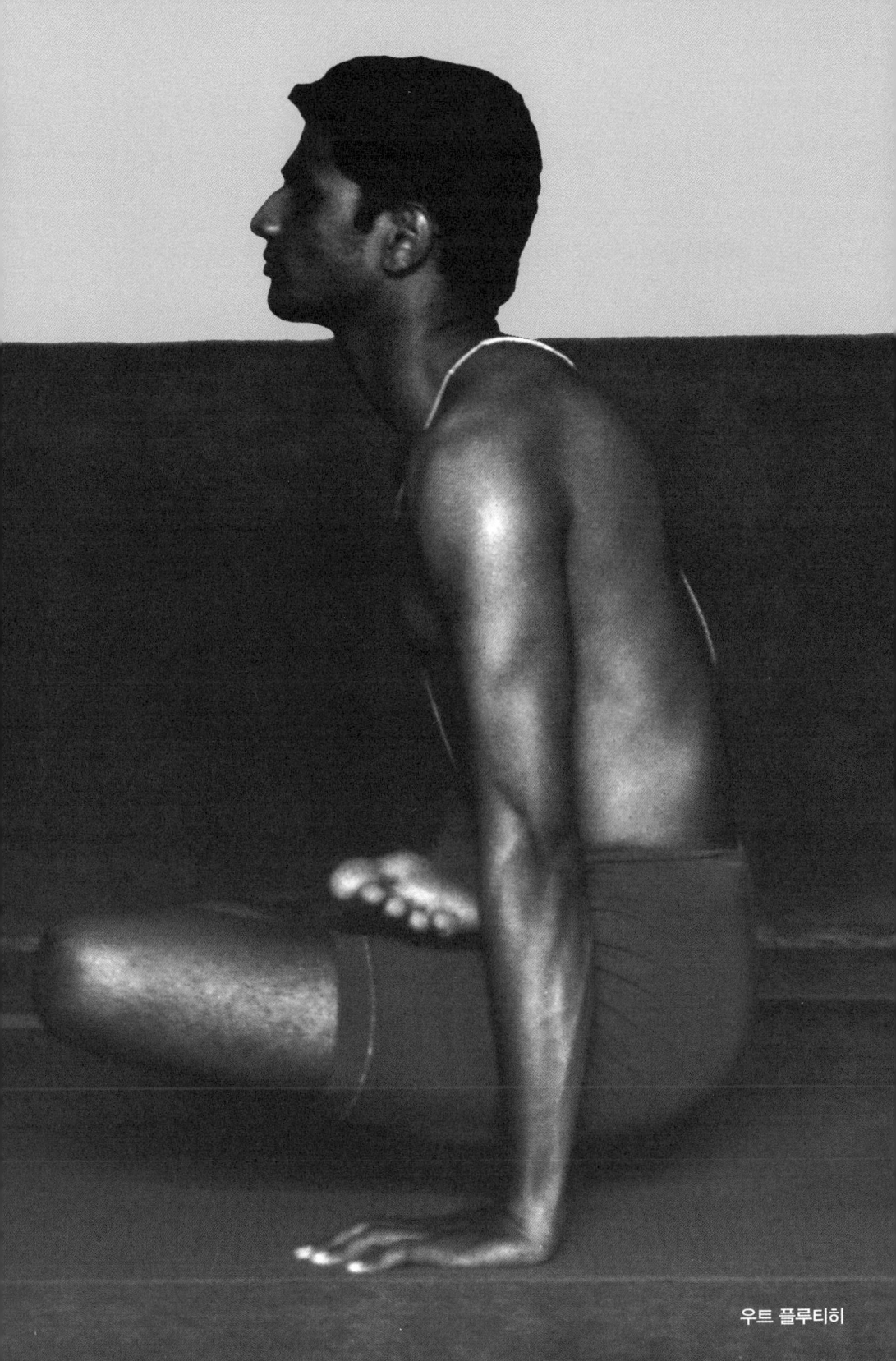

우트 플루티히

한다. 이 책에서 설명하지 않은 두 번째 시리즈의 아사나 중에서 어떤 것들은 로가 치킷사에 속하고, 다른 것들은 쇼다카(shodaka), 즉 정화의 기능을 지닌다. 이 책에서 설명하지 않은 세 번째 시리즈의 아사나 중 많은 아사나들도 역시 정화의 기능을 갖고 있으며, 그 외의 아사나들은 심각한 질병들을 없애거나 몸을 튼튼하게 유지하는 힘을 지니고 있다. 이 책에서 살펴본 아사나들 중에서 사르방가아사나, 할라아사나, 카르나피다아사나, 우르드바 파드마아사나, 핀다아사나, 마츠야아사나, 우따나 파다아사나, 쉬르샤아사나, 파드마아사나는 다른 아사나들을 마친 후에 해야 한다. 이 아홉 가지 아사나를 마친 뒤에는 다른 아사나를 하지 말아야 한다. (매일 일정 수의 아사나만을 하는 사람들은 이 아홉 가지 아사나를 수련 과정에 반드시 포함시켜야 한다.) 만일 수행자가 이런 조언에 귀를 기울이고 앞에서 설명한 아사나들을 주의 깊게 수련한다면, 물질과 정신의 풍요에 이르는 수단을 얻게 될 것이다.

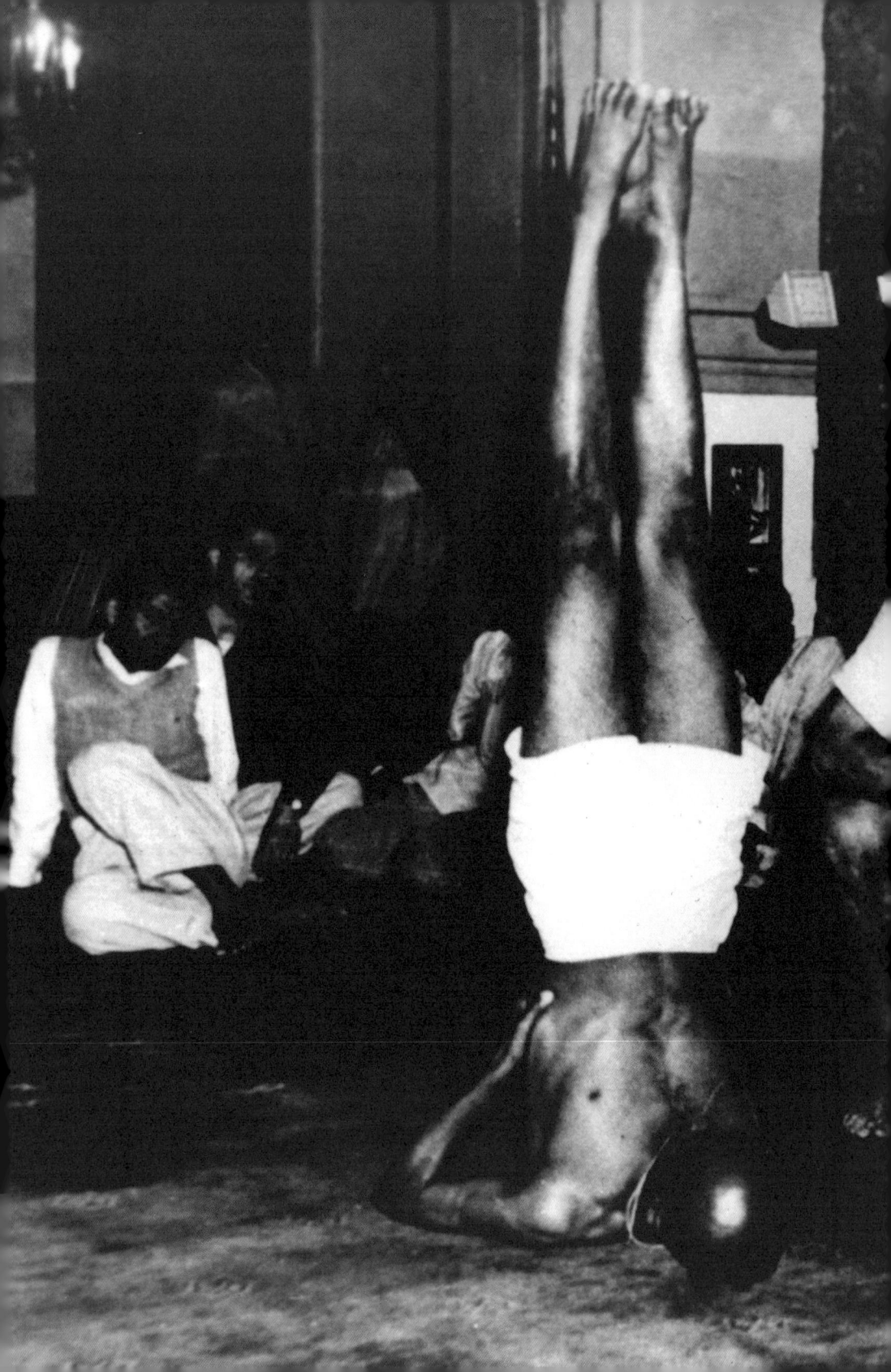

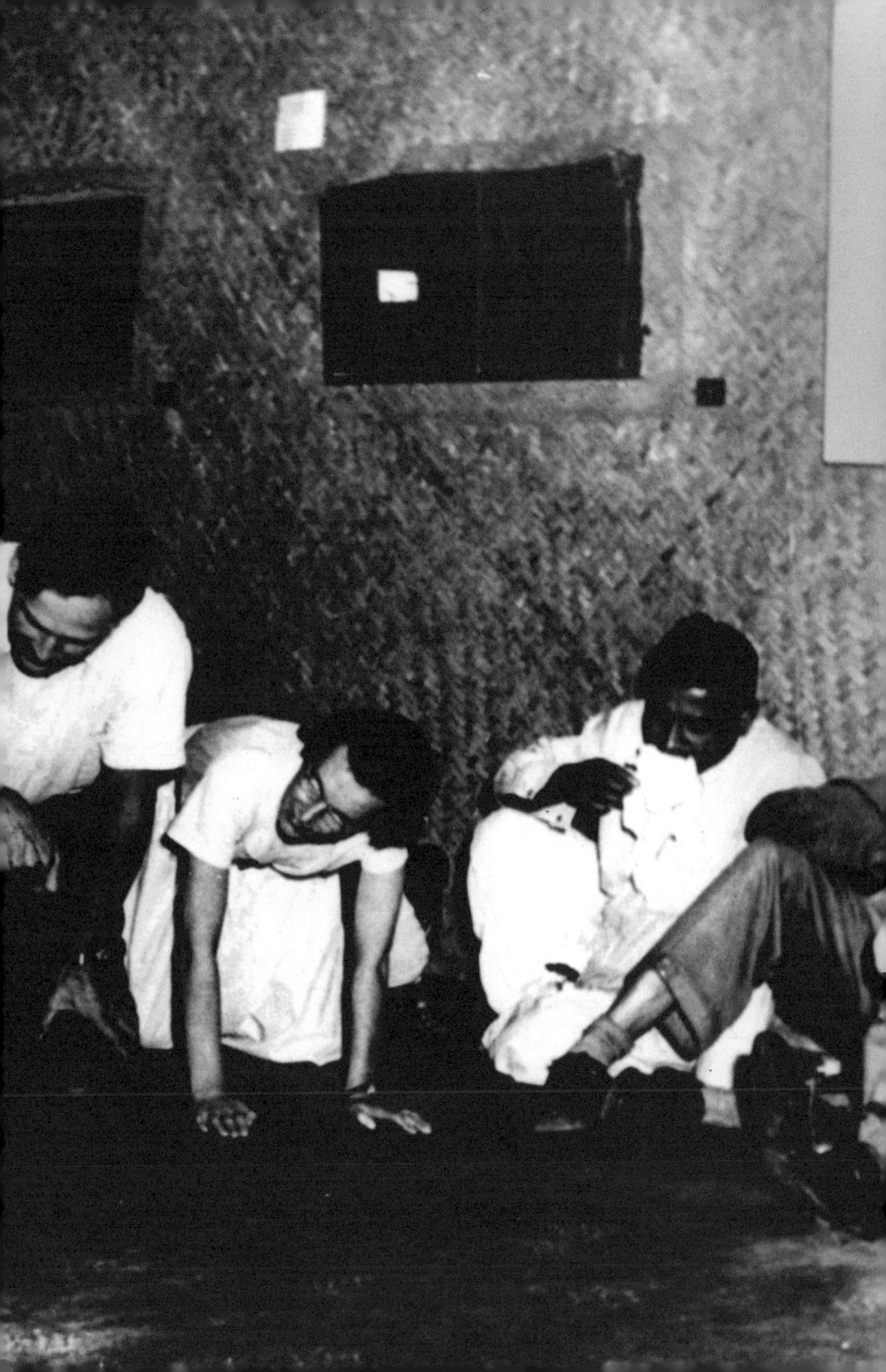

감사의 말

수많은 분들의 더없이 너그러운 도움이 없었다면 이 책 《요가 말라》의 번역은 완성되지 못했을 것이다. 그 중에서도 특히, 번역가이신 스리 비쉬와나트 카담과 H. L. 찬드라쉐카르, 편집자이신 디어드러 서머벨, 편집 자문을 해 주신 스와미 니티야스타난다, 아유르베다 자문을 맡아 주신 아닐 쿠마르 박사, 제작을 지원하신 존 허트지그, 디자이너이신 캐시 로타 텝, 표지와 서문의 사진을 제공해 주신 홀튼 로워, 파타비 조이스의 손자인 샤랏의 아사나 사진들을 촬영해 주신 스테판 크라스니안스키, 산스크리트를 번역해 주신 아메리칸 산스크리트 인스티튜트의 비야스 휴스턴, 저를 안내해 주신 스와미 프라갸트마난다와 만주 조이스, 그리고 원고를 교정해 주신 코트니 헤인, 카라 스턴, 조지 미노에게 감사드린다. 노스 포인트 프레스 출판사의 제프 시로이, 베키 세일턴을 소개해 주신 스테파니 게스트에게 특별히 감사드린다.

수많은 시간 동안 원고를 수정하느라 애쓰신 스리 K. 파타비 조이스와 R. 샤랏, 그리고 끝없는 인내와 지지를 보여 준 조슬린 스턴에게 특별한 감사를 바친다.

　스리 K. 파타비 조이스의 연꽃 발과, 그분의 아내이자 우리의 인도인 어머니이신 사비트람마 조이스와 함께 했던 사랑의 추억 앞에 《요가 말라》의 번역에 들인 모든 수고를 바친다.

에디 스턴

감수자의 말

존경하는 구루지 파타비 조이스께서 일생을 통해 헌신하신 위대한 수련의 전승을 우리말로 전하게 되어 기쁘고 감사합니다.

감회가 새롭습니다. 처음 마이소르 메인 샬라에서 뵌 구루지는 낯선 인도인이자 그저 높이 계신 요가의 대가이셨는데 언제부터인가 구루이자 축복의 전달자가 되어 주셨습니다. 그 어떤 경계 지음도 없이 무한한 자유로 빛나던 그분의 모습을 항상 회상합니다.

구루의 빛으로 더욱 밝고 강해져서 우리 모두가 스스로 수련의 길을 이끌고 비추어 진리를 터득하기를 가슴 깊이 기원합니다.

아울러 양서 출판에 대한 열의로써 뜻 깊은 《요가 말라》의 출간에 많은 도움을 주신 침묵의 향기 김윤 사장님께 깊이 감사드립니다.

이승은

옮긴이 김소연
서울대학교 영어교육과를 졸업하였으며, 한국방송광고공사에서 10년 동안 재직하면서 신문방송 및 사회과학 전반에 관련하여 전문 지식을 쌓았다. 다양한 분야의 통·번역에 관심이 많아 현재 번역에이전시 엔터스코리아에서 출판기획 및 전문 번역가로 활동하고 있다.

감수 이승은 Lee Seung Eun
서울 프라나 요가원 원장. 아쉬탕가 요가 한국 공인 강사(Ashtanga yoga authorized teacher by KPJAYI). 서울산업대학교 제어계측공학과를 다니던 중, 1994년에 호흡과 명상 수련에 입문하여 본격적인 수련 생활을 시작했다. 2004년에 아쉬탕가 요가를 만난 후로 매일 수련하면서 파타비 조이스 구루지와 티처 샤랏을 통해 전수되는 아쉬탕가 요가 수련의 전통을 따르고 있다. 불교학과 베단타 철학을 공부하고 있으며, 인도 마이소르 KPJAYI에서 전수받은 전통 교수법에 따라 현재 자신의 요가샬라에서 아쉬탕가 요가를 지도하며 수련과 나눔에 전념하고 있다.
프라나 요가원(전화: 02-488-0602, 홈페이지: www.ashtangayoga.co.kr)

요가 말라
아쉬탕가 요가의 대가 파타비 조이스의
독보적인 요가 지침서

초판 1쇄 발행일 2011년 5월 26일
초판 7쇄 발행일 2019년 10월 30일

지은이 스리 K. 파타비 조이스
옮긴이 김소연
감수자 이승은

펴낸이 김윤
펴낸곳 침묵의향기
출판등록 2000년 8월 30일, 제1-2836호
주소 10380 경기도 고양시 일산서구 중앙로 1542
　　　신동아노블타워 635호
전화 031) 905-9425
팩스 031) 629-5429
전자우편 chimmukbooks@naver.com
블로그 http://blog.naver.com/chimmukbooks

ISBN 978-89-89590-23-1　13510

* 책값은 뒤표지에 있습니다.

ಶ್ರೀ:

ಯೋಗ ಮಾಲಾ.

ಶ್ರೀಗುರುಂ ಸಚ್ಚಿದಾನಂದ ವಪುಷಂ ಪ್ರಶಾಂತಂ ಶ್ರೀ |
ಯೋಗೀಶ್ವರಂ ಶ್ರೀವರಂ ಚ ಪ್ರಭಾಕೀರ್ತಿ ಮಹಾಮೂರ್ತಂ ||
ವಂದೇ ಗುರೂಣಾಂ ಚರಣಾರವಿಂದಂ ಸಂದರ್ಶಿತಸ್ವಾತ್ಮಸುಖಾವಬೋಧೇ |
ನೈ:ಶ್ರೇಯಸೇ ಜಾಂಗಲಿಕಾಯಮಾನೇ ಸಂಸಾರ ಹಾಲಾಹಲ ಮೋಹಶಾಂತ್ಯೆ ||

ಯೋಗಾಂಸಾಧನೆಂಬ ಶಬ್ದ ಇರ್ಪತಿಗೆ ಶ್ರೀಮದಲ್ಲು
ಇರು ಅನಾದಿಕಾಲದಿಂದಲೂ ಅನುಚಾನವಾಗಿಬಂದಿರುವ ಶ್ರೇಷ್ಠವಾದ ಧಾ
ರ್ಮಿಕಪ್ರಕಾರದ ಸಿದ್ಧಾನು ಕರ್ಮ. ಈ ಕರ್ಮವನ್ನು ಸಕಲ ಭಾರತೀ
ಯರು ಅಭ್ಯಾಸಿಸಿ ಶ್ರೇಯಸ್ಸನ್ನು ಹೊಂದಿ ಅಸೇಕ ಅಸೇಕ ವಿಧಗಳ ಭಕ್ತಿಯ
ಸಕಲಾಂಡ ಸಿದ್ಧಾಂತವೇ. ಈ ಯೋಗವಿದ್ಯೆಯೂ ಎಲ್ಲಾ ಶಾಸ್ತ್ರಗಳನ್ನು
ಮೂಲಭಾರತವಾದದ್ದು ಮತ್ತು ಆದಿಕಾಲದಿಂದಲೆ ಧರ್ಮವೆಂಬೊಂ
ಶಾಸ್ತ್ರಗಳಂದಲೇ ಸಿದ್ಧಾಂತವೇ. ಈಗ ಸಾಕ್ಷಿಗಳು ಎಂದರೆ ಸ
ದ್ಯಸಾಕ್ಷಿ ಯೋಗವಿದ್ಯೆಯ ಜಿಹ್ವೇಸ್ಥೆ ಸೇರಿದ ಅಸೇಕ ಸುಧಾ
ರಾಯರು ಸಕಲ ಭಾರತದೇಶಕ್ಕೂ ಕೂಡ ಪ್ರೇರಿಸಿಕೊಂಡಿರುವ ಕಾರಣ್ಯ
ದನ್ನು ಏಳ್ಗೆ ಸಂಘ ಪೃಥ್ವಿ ಪಡುವ ಹಾಸಿಗೆ. ಇಂಥ ಭಾರತೀಯ
ಮಾಲೆ ಮಾಲೆಗಳಿಂದಲೂ ಯೋಗಪಾದದೆಂಬುದಾ ಪಾರದೇ
ಅಭಿಮಾನಿದ್ದರು. ಈಗ ಯೋಗ ಸಾಧನೆವೇ ವಿವಾಹ ಯೋಗ
ದನ ವಿಲ್ಲ. ಅಲ್ಲಲಿ ಅವರವರ ಕರ್ಮಸುಖವಾಗಿ ಪ್ರಪಂಚದ
ಯೋಗವೆನ್ನೋ. ಚೇಗವಸೆನ್ನೋ; ರೋಗವಸೆನ್ನೋ ಅನುಭವಿಸು
ತ್ತಾರೆ. ಚೇಗವರ್ಗದ ಯೋಗವು ಏನಾಗಿ. ಚೇಗೆಸುವು ಅನುಚ
ಕಲಾ ಯೋಗವಿಧಕೆಂದು ಹೇಳುವ ಮನ. ಅವ್ಯಾಪಿ. ಇಡ
ಹೋಗವನ್ನು ಹೊಂದಲು ಯೋಗವಿಧಕೆಂದು ಹೇಳುವುದೆ
ಓಳು. ಇಂಥ ಸಾವು ವಿಧಾಕವಾಗಿ ಯೋಗದ ಬೀಜಸ್ಥಾಪನೆ
ಲೆಯನಟ್ಟಗೆ ಯೋಗವೆಂಬ ಕರ್ಮವನ್ನು ಸಾವು ಪೃಥ್ವಾದಲ್ಲೂ
ಶಾಸ್ತ್ರಗಳಂದಿಯ್ಯ, ಉಪನಿಷತ್ತಾದಿಗಳಿಂದಿಯ್ಯ, ಚಿನ್ಮಾಗಳಿಂ
ನೋಳ್ಕೆರ್ಜೆ. ಆದರೆ ಹಲವಾಗ ಯೋಗವಸ್ಸಾ ಎಂಬುದೆ
ನಿಶ್ಚಯವಾದ ಚಾನನ್ನು ನಾವು ಸಾವು ಹೊಂದಿರ್ಪಂತೆ ಹಾಗಿ
ವಿಲ್ಲ. ಈಗ ಸಾವು ಎನ್ನುತಿರುವುದು ಏನ ಶಾಸ್ತ್ರಸಮ್ಮತ್ಯಾ
ಕೇವಲ ಸ್ವೆಸ್ಥಿಕ ಪ್ರತ್ಯೇಕವಾಗಿಯೆ, ಸಾಧ್ಯಾಗಳಿಂದೆ ಒ
ಯ್ಯುಪಾದ ಆಸ್ತ ಪ್ರಾಯಾಯಮಳ್ಳು ಯೋಗವೆಂದು
ಸರ್ವ ಜನಸಮ್ಮತ್ಯಾ ವಾಸಿ. ಕಾಳಿನಮ್ಮ ಅಲಬಾಣಿ
ವಲ್ಲಿ ಹೊಂಬಹಾರಪೆಲ್ಲ ಹೇಳುವ ಪ್ರೀತ್ಯ. ಆರೆ ಶಾಸ್ತ್ರಾ
ನುಯಾಯಿ ಸೋದ ಸಕಲಾಗಾದ ಅರ್ಥವನ್ನು ತಿಳಿಯು ಸ